名中医
卢桂梅

脑病诊治学术思想与
临床经验集

主审　卢桂梅
主编　范德辉

SPM 南方出版传媒
广东科技出版社 | 全国优秀出版社
· 广 州 ·

图书在版编目（CIP）数据

名中医卢桂梅脑病诊治学术思想与临床经验集/范德辉
主编. —广州：广东科技出版社，2021.1
ISBN 978-7-5359-7593-5

Ⅰ. ①名… Ⅱ. ①范… Ⅲ. ①脑病—中医临床—经
验—中国—现代 Ⅳ. ①R277.72

中国版本图书馆CIP数据核字（2020）第214984号

名中医卢桂梅脑病诊治学术思想与临床经验集
MINGZHONGYI LUGUIMEI NAOBING ZHENZHI XUESHU SIXIANG YU LINCHUANG JINGYANJI

出 版 人：朱文清
责任编辑：刘 耕 湛正文
装帧设计：刘 萌
责任校对：廖婷婷
责任印制：彭海波
出版发行：广东科技出版社
　　　　　（广州市环市东路水荫路 11 号 邮政编码：510075）
销售热线：020-37592148 / 37607413
http://www.gdstp.com.cn
E-mail：gdkjcbszhb@nfcb.com.cn
经　　销：广东新华发行集团股份有限公司
印　　刷：佛山市浩文彩色印刷有限公司
　　　　　（佛山市南海区狮山科技工业园A区 邮政编码：528225）
规　　格：787mm×1 092mm 1/16 印张9.5 字数190千
版　　次：2021年1月第1版
　　　　　2021年1月第1次印刷
定　　价：49.80元

如发现因印装质量问题影响阅读，请与广东科技出版社印制室联系调换（电话：020-37607272）。

编委会

序

中医药学是中华民族的伟大创造，是中国古代科学的瑰宝，也是打开中华文明宝库的钥匙，为中华民族繁衍生息做出了巨大贡献，对世界文明的进步产生了积极的影响。

近日，习近平总书记对中医药工作做出重要指示，为加快促进中医药传承创新发展提供了重要遵循和行动指引。中共中央国务院《关于促进中医药传承创新发展的意见》发布，将中医药的地位提升到前所未有的高度，开启了新时代中医药振兴发展的新篇章，在中医药发展史上具有里程碑式的意义。这一文件的发布，吹响了中医药传承创新发展的新号角。

欣闻广东省第二中医院"省名中医卢桂梅工作室"即将建成，广州中医药大学教授、全国老中医药专家学术经验继承工作指导老师卢桂梅所著的《名中医卢桂梅脑病诊治学术思想与临床经验集》也将问世，这是广东省中医药界传承发展中医药的具体行动，也是落实中央领导指示精神的实际体现，可喜可贺！

我和卢桂梅教授相识于20世纪80年代中期，在筹建广东省中医研究所和广东省第二中医院的时候，她是几位中医元老之一。广东省第二中医院开设之初，卢桂梅教授就担任该院大内科主任，积累了丰富的内科临床经验。20世纪90年代初被选送到广东省人民医院神经内科进修深造。进修结束回到广东省第二中医院后以神经内科为主攻方向，发挥中医的特长和优势，治疗和研究中医脑病及其他神经内科疾病，如中风、高血压病、帕金森病、重症肌无力等，在中医内科方面不但发挥领头羊

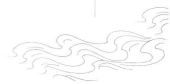

的作用，而且带领科室团队取得多项科研成果、获多项奖励，并建成全国中医中风专科中心。

卢桂梅教授早在20世纪60年代毕业于广州中医学院中医医疗系本科，至今行医50余年，临床经验丰富，中医理论基础非常丰厚扎实。在学期间，曾跟随和受教于多位岭南巨擘、泰斗及大师，如邓铁涛、冯德瑜、刘赤选、罗元恺等。受到名师名家的熏陶，卢桂梅教授博采众长，虚心求教，兼收并蓄，在自己临床实践中既传承了老一辈岭南医家的经验，又形成了独特的辨证风格和治疗特点。

卢桂梅教授在群众中享有较高威望，且在国外义诊也广受欢迎，多次被评为广东省、广州市级先进。先后获得"白求恩式先进工作者"和"羊城好医生"的光荣称号，并被选为中国共产党广东省第九次代表大会代表。

对培养年轻学者，卢桂梅教授也不遗余力，数十年来为过千的院校学生、在职医生和港澳地区学生授课、带教，培养了大批中医药人才。近几年，更是悉心带徒，她的继承人出师后有的成为广东省著名中医康复专家、教授、主任，有的成为博士生导师、广东省名中医。

名老中医学术经验的创新，是中医发展的关键；名老中医学术经验的总结传承，更是守正的关键。卢桂梅教授的专著是其数十年经验荟萃而成，内容丰富、深入浅出，辨证准确，用药精准，尤有特色，十分值得后学者传承学习。

借《名中医卢桂梅脑病诊治学术思想与临床经验集》一书即将付梓出版之际，应作者之邀，庆贺之余，特为序。

主任中医师、教授
广东省中医药学会名誉会长
世界中联中医心理专委会名誉会长
原广东省卫生厅副厅长
原广东省中医药管理局局长、正厅级巡视员
2020年7月

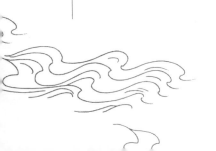

前言

　　卢桂梅教授是国家级名中医，广东省佛山人，出生于佛山著名中医世家。她从事临床、科研、教学工作50余年，是当代岭南医学流派的临床名家。卢桂梅教授在传统医学和现代医学领域都积累了丰富的临床经验，在临床工作中，她内、外、妇、儿及各科杂病无不涉猎，尤其擅长治疗脑血管等神经内科相关疾病。卢桂梅教授带领团队研制出一系列专病专方，一直作为院内制剂沿用近30年，疗效确切。在教学方面卢桂梅教授更是桃李满天下，为华中、华南地区培养了大量优秀的中医药人才，他们大部分已成为各地区的学术带头人及临床骨干。

　　卢桂梅教授热爱祖国医学，不讳中医之短，不嫉西医之长，提倡中西合璧，衷中参西，是国内首批在临床上践行中西医结合指导思想的先行者。她在临床上始终遵循传统医学整体观念与辨证论治两大基本思想，坚持中医理论和现代医学技术相结合，互为借鉴，取长补短，保证诊断和治疗全过程的合理统一；强调当代中医应该积极利用现代医学先进的科学技术，提升辨病的准确性，再根据患者的体质、疾病发展的不同阶段辨证施治；强调要结合广东地处岭南，气候炎热多雨，湿热易夹杂侵犯人体的特点，提出慎补、轻补的观点。卢桂梅教授通过亲身临床实践，总结出一套践行中西医结合的临床治疗新途径、新思路，丰富了传统医学对疾病诊疗的认识。

　　光阴荏苒，不知不觉中自己从医已经20余年了。在2012年，本人作

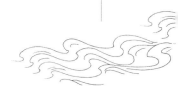

为第五批全国老中医药专家学术经验继承人有幸师从于名老中医卢桂梅教授，近3年侍诊卢桂梅教授左右，聆听教诲。回顾往事，历历在目，深感恩师的学术思想、临床经验的难能可贵，不可多得。在卢桂梅教授谆谆教诲下，3年光阴，弥补了我作为针灸推拿康复医生内科知识的不足，令我受益良多，受用终生！

因此，在卢桂梅教授的亲自指导下，花费了3年多心血，将我及同门师兄弟2012年起跟师后真实记录的卢桂梅教授的学术思想、临证医案收集归类，取卢桂梅教授所专脑病及部分杂病临证内容精华整理成册，定名为《名中医卢桂梅脑病诊治学术思想与临床经验集》，并精选部分医案加以解读，以飨读者。在编写过程中，曾得到广东省中医药学会张孝娟会长作序，谨此表示感谢。限于笔者水平有限，误谬之处在所难免，敬希同道指正。

范德辉

2020年7月

目录

一 医家小传 / 001

（一）学医经历 / 002

  1. 幼承祖业，志存高远 / 002

  2. 初出茅庐，大放异彩 / 002

  3. 坚毅不屈，求实创新 / 003

（二）传承历程 / 003

（三）学术思想及治疗特色 / 004

二 薪火相承 / 007

（一）范德辉教授跟师感悟 / 008

（二）秦敏教授跟师感悟 / 010

（三）黄凡教授跟师感悟 / 012

（四）再传弟子跟师感悟 / 017

  1. 何泳芝跟师感悟 / 017

  2. 黎子轩跟师感悟 / 018

三 专病论治 / 021

（一）中医脑病概述 / 022

  1. 中医对脑病的认识 / 023

  2. 中医脑病诊疗概况 / 026

（二）卢桂梅教授的学术思想特点 / 028

  1. 学贯中西，善用中西医结合 / 028

  2. 重视整体观念与辨证论治，提出脑病从"肝"论治 / 029

  3. 急症从"痰"论治 / 029

  4. 主张治病宜清宜疏、轻补慎补 / 030

  5. 因地制宜，善用道地药材 / 031

（三）卢桂梅教授学术思想精华 / 032

  1. 治疗脑病从"肝"论治 / 032

  2. 治疗杂病 / 038

四 医案采菁 / 041

（一）脑病篇 / 042

  1. 眩晕——从"风、痰、虚"入手，主张祛痰息风、清热祛痰 / 042

  2. 头痛——辨清外感与内伤，法以平肝潜阳为主 / 048

  3. 中风——从"风、痰、瘀、热"入手治疗 / 052

  4. 高血压病——平肝潜阳为主要治法 / 070

  5. 不寐——注重肝、心、肾的调理，滋阴降火，交通心肾 / 072

  6. 痿病——虚证为主，肝肾亏虚多见 / 078

（二）杂病篇 / 084

  1. 心悸——病机强调心肾水火升降互济，协调平衡，治疗以养阴清热为法 / 084

2. 口僻——主要外因为风，以风热常见，治以疏风清热、开窍止痉为法　/ 087

3. 咳嗽——以风邪犯肺为主，多夹寒、夹湿，用药因地制宜　/ 092

4. 胁痛——强调从"肝"论治，治以疏肝、健脾、温肾　/ 099

5. 胃脘痛——肝郁气滞化火，胃失和降为主要病因病机，善用疏肝解郁、理气和胃法　/ 102

6. 痹病（关节痛、颈椎病、腰椎病）——肝肾不足为本，风、寒、湿、热、瘀为标　/ 105

7. 脉痹（静脉炎、大动脉炎、动脉硬化及雷诺病等）——初期多以清热利湿、活血通络为法　/ 117

8. 泄泻——消食导滞、清利湿热为法　/ 119

9. 腹痛——以疏肝健脾，兼顾清利湿热、消食化瘀为法　/ 121

10. 颤病——从"肝、肾"论治　/ 124

11. 蛇串疮——多与情志不遂和饮食不节相关　/ 126

五　卢桂梅教授临证经验总结　/ 131

（一）整体观念　/ 132

（二）病因病机认识　/ 133

（三）辨证论治　/ 134

（四）治法　/ 135

六　相关论文、论著　/ 137

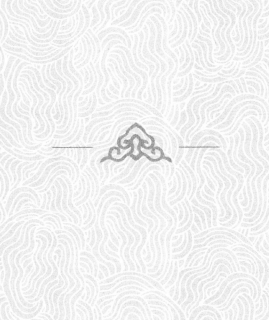

一　医家小传

（一）学医经历

1. 幼承祖业，志存高远

20世纪40年代，卢桂梅出生于广东省佛山市一中医世家。其曾祖父卢紫云生前是一位享誉佛山的有名中医，在佛山开中医馆，医术精湛，医德高尚，活人无数，深受当地人民爱戴。祖父和父亲自幼跟随其曾祖父坐堂出诊，上山采药，煎汤制丸，《黄帝内经》《伤寒论》《汤头歌诀》《药性论》烂熟于心。惜战乱频仍，生活动荡，其祖父和父亲失去救死扶伤、悬壶济世的机会，没能继承祖业，继续开堂坐诊，但他们依然依靠自己的医术造福乡里，每当邻里乡亲身体有恙，前来求诊，他们都能为其精心医治；而每遇家境贫寒之人，舍医赠药，分文不收。卢桂梅从小耳濡目染，对中医中药产生极大兴趣，立志学医，继承祖业，造福百姓。

1962年，卢桂梅以优异的成绩考进广州中医学院（即今广州中医药大学），开始其精研中医、实现儿时梦想的历程。就读中医学院期间，卢桂梅夜以继日，焚膏继晷，在6年的理论学习过程中，熟读中医经典著作，旁兼隋唐医家精髓、金元四大家理论、明清温病学说等，内、外、妇、儿各科无不涉猎。由于其勤奋好学，读书期间就得到了许多名老中医的指点，比如中医界泰斗邓铁涛老先生、冯德瑜老先生、兼通伤寒与温病的大家刘赤选老先生、岭南妇科名家罗元恺等。在各位名师教导下，卢桂梅医术水平突飞猛进，为日后从事临床工作奠定了坚实的基础。

2. 初出茅庐，大放异彩

1968年，为响应国家"上山下乡"的号召，卢桂梅主动放弃在城市工作的机会，毅然选择扎根粤北基层医院，甘当"赤脚医生"。在基层工作期间，接触到无数疑难杂症，其潜心研究，充分发挥中医药特色优势，在缺医少药的贫困山区，屡屡创造奇迹。这一艰难的行医经历为其积累了丰富的临床经验，使其医术水平更上一层楼。

1986年初，广东省委批准并确定筹建广东省中医研究所及其附属医院，向全省召集优秀中医人才。由此，在经过基层多年磨炼后的卢桂梅，因成绩突出，被调至广东省中医研究所（即今广东省第二中医院）任门诊内科主任。在任期间，卢桂梅始终以大医精诚的标准严格要求自己，以其仁心仁术，赢得患者的信任与敬重。经过其不断努力，被医院领导委以重任，筹建大内科，先后出任病房内科主任及大内科主任。在此期间，她率领全科医务人员开展收治急危重症病患的工作，制定出一整套应急预备方案，针对常见病、多发病，更是运用其丰富的临床经验，辨证论治，疗效显著。

3. 坚毅不屈，求实创新

1990年，年近40岁的卢桂梅，仍甘当学生，在医院组建脑病专科时，主动申请至广东省人民医院神经内科进修学习。脑病专科成立后，在卢桂梅教授带领下，科室中医脑病的临床诊治、科研教学工作逐渐开展起来，在此期间，其带领全科人员就中风的分期诊治制定了一整套治疗方案。科研上，其带领全科人员精益求精，凭借多年临床经验逐步研发出如脑灵颗粒、脑灵神等院内制剂，临床应用，疗效显著。2005年，经广东省中医药管理局批准，成为广东省中风重点专科；2007年，成为国家中医药管理局中风病重点专科。

（二）传承历程

卢桂梅教授从事内科临床、教学、科研工作近50年，在临床上精益求精，积累了丰富的中医和中西医结合诊疗经验，尤其擅长治疗脑血管疾病及神经系统疾病，对心血管系统、消化系统疾病也有丰富的治疗经验。1999年被广东省人事厅、广东省卫生厅、广东省中医药管理局评为

"白求恩式先进工作者"，2001年被广东省人民政府授予名中医称号。卢桂梅教授先后培养硕士生多名，在临床教学中，始终以"大医精诚"为宗旨严格要求学生，卢桂梅教授认为"精"是为医者之根本，"诚"是为医者的必要条件。卢桂梅教授先后被遴选为第四、第五批全国老中医药专家学术经验继承工作指导老师，培养出诸如范德辉教授、秦敏教授、黄凡教授、黄年斌教授等一大批学术继承人，这些学生业已成为各临床科室业务骨干，其中范德辉教授已经被评为广东省名中医，成为广州中医药大学博士生导师。各位后学秉承卢桂梅教授勤奋治学的精神，在各自的领域里潜心研究，并培养来自全国各地的专业技术骨干数百名。卢桂梅教授及其弟子在传承中医药的道路上将继续努力前行，为建设祖国中医药事业贡献自己的一份力量。

（三）学术思想及治疗特色

卢桂梅教授行医近50年，潜心钻研祖国医学经典书籍，推崇仲景学说，但她也不排斥西医，她认为中医和西医各有所长，应该发挥中西医学各自的长处，只要是能够为患者解除痛苦的学术，都值得去学习研究，故在临床诊治中逐步形成了中医脑病治疗以中医为主，疑难重症以中西医结合为主，中西医药结合、互补长短的学术思想。此外，卢桂梅教授十分重视祖国医学整体观念与辨证论治的两大基本特点。其认为整体观念包括天人一体观和脏腑一体观，自然环境和社会环境与人体疾病息息相关，脏腑之间病变互相影响，正如《金匮要略》所言："见肝之病，知肝传脾，当先实脾"。在辨证方面，重视脏腑阴阳辨证，更注重辨证与辨病相结合，强调辨病与辨证相结合的重要性。卢桂梅教授临床擅于治疗神经内科及脑血管相关疾病，推崇病机十九条之诸风掉眩，皆属于肝之论，强调"肝"在中医脑病发病过程中的重要性。结合肝主疏泄，调节全身气机的生理特点，认为在病理情况下，肝失疏泄，全身气机失调，升降乖戾，致气血逆乱，发为脑血管相关疾病。在疾病病因方面，基于祖国医学对疾病病因的认识，对各科疾病病因提出不同见解，结合岭南特色，主张治病宜清宜疏、轻补慎补；在临床用药方面，注重道地药材的使用，如主产于岭南地区的牛大力、千斤拔、五指毛桃等。

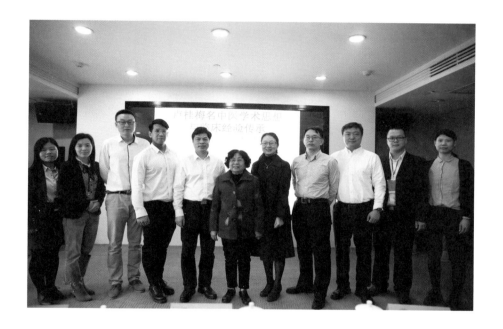

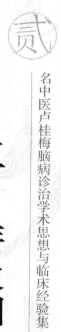

二

薪火相承

名中医卢桂梅脑病诊治学术思想与临床经验集

（一）范德辉教授跟师感悟

光阴荏苒，不知不觉中自己从医已经20余年了。2012年，本人作为第五批全国老中医药专家学术经验继承人，有幸师从于名老中医卢桂梅教授，弥补了我作为针灸推拿康复医生内科知识的不足，令我受益良多，受用终生！

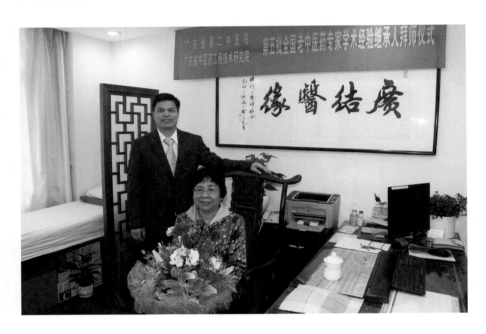

在临床实践中，卢桂梅教授擅长运用中医药治疗心脑血管疾病、颈肩腰腿痛及疑难杂病。在跟师学习的日子里，我深深体会到卢桂梅教授是一位博学的老师，她不仅对于中医的理法方药、辨证论治非常娴熟，对于西医的病理、生理、药理更是熟记于心，医院药房的中成药、西药，她随时都能说出成分、适应证、用法用量及副作用、不良反应等。她善于将自己行医多年的临床治疗经验用既朴实又简明扼要的语言指导我们。使我开拓了思维，更新了观念，逐步提高了治疗技术，坚定了学习中医药的信心。

从卢桂梅教授的身上感受到的是她对古老中医及其发展前景充满了信心。随着现代科技的发展，现代医学在现代自然科学成就的基础上蓬勃发展，而中医至今已几千年，是古代医学。有人认为中医是几千年前的产物，与现代技术格格不入，学习中医是过时的，甚至是历史的倒退。虽然中医经典理论是陈旧的，但典籍中不少看起来是旧的内容，却能够发掘出好的功效。例如，令现代医学感到棘手的冠心病，西医治疗需长期服药，副作用较大，用中医药的益气活血化瘀药治疗却可取得好的功效，卢桂梅教授用黄芪、地龙、丹参、三七治疗血管病及用地道药材牛大力、千斤拔治疗腰腿痛等都取得非常好的效果。

师从卢桂梅教授后，我的学习态度和方法不一样了，过去总是死记经方，在临床上想着怎样去套这些经方，现在我会注重收集患者的四诊资料，灵活地辨证施治，辨证地调整药物，而不拘泥于古方。中医是一门经验医学，讲究的是辨证论治，目前的跟师模式恰好是印证这个特点的模式，使自己少走弯路。作为名老中医，卢桂梅教授具有博大包容的胸怀和高瞻远瞩的视野，她毕业于广州中医学院（即今广州中医药大学），曾在广东省人民医院进修，她主张扎根于中医，西为中用，中西

医结合。正是卢桂梅教授这种开明包容、与时俱进、积极向上的心态，使她在同事、学生和患者中有良好的口碑。卢桂梅教授常常教导我们"立业先立德"，作为她的学生，我不仅学到了安身立命的一技之长，更领悟到了卢桂梅教授高尚的医德和强大的人格魅力。

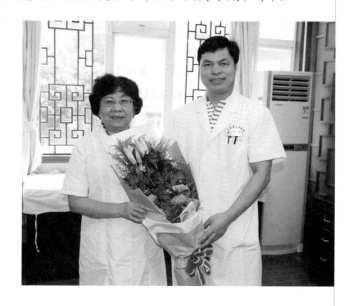

（二）秦敏教授跟师感悟

卢桂梅教授是广东省第二中医院主任医师，广东省名中医，第四、第五批全国老中医药专家学术经验继承工作指导老师。卢桂梅教授从医50余年，广纳各家之长，积累了丰富的临床经验，擅长治疗脑血管病和神经内科疾病，如中风、高血压病、眩晕、偏头痛、脑动脉硬化、老年性痴呆、癫痫、脑炎、脑膜炎、多发性神经炎及其他内科疑难杂症。笔者作为第四批全国老中医药专家学术经验继承人，有幸跟随卢桂梅教授学习，获益匪浅。其中，卢桂梅教授针对各种脑血管疾病，多从肝进行辨证论治，临床屡建奇效。如，对于中风偏瘫之症，卢桂梅教授认为中风进入恢复期或后遗症期，壅脑之邪虽大势已去，病情转危为安，但痰浊瘀血未清、脑神未复，肝肾阴虚之本质未变。故临床上除半身不遂、口舌歪斜、语言不利外，多伴有头晕、头痛、耳鸣目眩等症状。因肝为风脏，体阴用阳，若肾阴不足，精血衰耗，水不涵木，木少滋荣，致肝阳上亢，故见半身不遂、头晕、头痛、耳鸣目眩；痰瘀久踞深邃经络，闭阻舌窍故见口舌歪斜、语言不利。治当滋养肝肾、息风化痰通络。而对于各种原因引起的脑性眩晕，卢桂梅教授认为众多致病因素中"风、痰、虚"三者是最主要的。中老年人体质虚弱，中气不足，脾失健运，痰湿内生，肾气日衰，肝阴不足，肝风夹痰浊上扰清窍，则头晕目眩，视物旋转。痰浊中阻，胃失和降，故恶心、呕吐。此病之本为肝、脾、肾虚，标为"风痰"上扰，抓住这一病因病机采取祛痰息风法，以治标为主，自拟益脑止晕汤治疗，能收到良好效果。再如，对血管神经性头痛之症，卢桂梅教授则认为，血管神经性头痛患者，其痛急骤剧烈，突发突止，具有"风"的特性。临床上多责之于肝，辨证多从气郁、肝火着手，运用疏肝解郁、清肝泻火之剂施治。临床上，卢桂梅教授从"肝"论治治疗各种脑病，常常可获得较好的临床疗效。

临床上，由于饮食习惯、工作压力等因素，中风患者日益剧增，以传统针刺治疗效果甚微。受卢桂梅教授启发，笔者将从"肝"论治的理念结合到自身的针灸临床之中，在传统针灸、经络理论的基础上，汲取卢桂梅教授从"肝"论治中风的经验，发展并提出以"理、法、方、术"四大组成要素为依据的岭南头皮针。在传统头皮针的基础上，把头部划分为"厥阴""阳明""少阳""太阳"四个治疗区，以"三针"一组进行辨证施针。十二正经中，唯独足厥阴肝经上行巅顶，下达足底，中布两胁肋部，与督脉会于巅，与头脑密切相连，头为诸阳之会，人体阳经全部经过头部，阴经唯有足厥阴肝经上至巅顶，在这里，厥阴肝经与阳脉交会，含有以阴制阳之意，以保持元神之府的清静无扰，这种循行特点体现了足厥阴肝经属阴而行于阳及肝脏体阴而用阳的特色。足厥阴肝经与督脉"会于巅"，督脉均入络脑，肝通过督脉影响头脑，如张锡纯指出："肝肾充足则自脊上达之，督脉必然流通，督脉者又脑髓神经之根也"，可以看出，足厥阴肝经与元神、元气相关。按照"经脉所过，主治所及"的理论，从肝入手治疗头脑部位的病症，已成为临床上治疗头部疾病的重要途径之一。由于中风患者因平素过食肥甘醇酒，致使脾胃受伤，脾失运化，痰浊内生，郁久化痰，痰瘀热互结，壅滞经脉，上蒙清窍；或素体肝旺，气机郁结，克伐脾土，痰浊内生；或肝郁化火，烁津成痰，痰郁互结，痰阻脑脉，扰乱清窍，发为本病。根据上述理论，卢桂梅教授自拟纯中药复方制剂化痰通络颗粒。方中天麻、石菖蒲、法半夏、胆南星、陈皮化痰息风开窍；白术、茯苓健脾化湿，脾气健运，则杜绝生痰之源，而无湿盛生痰之虞；水蛭、赤芍、丹参、地龙活血化瘀通络，痰瘀同治又可阻止痰瘀交结，防止痰瘀共患之症的发生。诸药配合共奏息风化痰通络之功效。因此，笔者在临床上，常选用卢桂梅教授自拟的化痰通络颗粒结合头皮针厥阴区（百会穴及其前后各3cm处，共3点，平行前后正中线左右各1.5cm处，共9点）进行治疗各种脑病，临床上常可收到令人满意的效果。

对于中风急性期的患者，卢桂梅教授认为中风急性期虽有本虚之症，但以风阳、痰热、血瘀、腑实等标实为主。其中痰瘀互结，内生毒邪，损伤脑络是其病机的关键。而且中风急性期腑气不通具有普遍性，在中风病机变化中占有重要地位。对中风急性期特别是危重症患者，早期适当运用通腑法能提高疗效，改善预后，从而提出运用祛痰化瘀通腑法治疗急性脑卒中。在上述理论指导下，根据急则治其标的原则，笔者将传统中医辨证论治规律、药物配伍理论与现代氧疗技术相结合，根据中医对中风病因病机的认识及中风偏瘫的治疗经验，以"中风病从'肝'论治为理论依据，以"祛痰化瘀通腑"为治法，选用当归、香附、三七、薄荷、川芎等肝经药物，以疏肝行气，活血通络，配合具有活血化瘀、祛痰开窍，疏通经脉的中药，如石菖蒲、红花、冰片等多味中药加工制成水剂，加入湿化瓶中，并通过适量的氧气，形成药氧，从鼻吸入，使药物通过呼吸道及肺脏直接进入血液，达到活血化瘀、祛痰开窍、通经活络之功效。对于脑梗死患者的神经功能康复，血脑屏障是机体最重要的一种器官防御机构，其功能的改变不但影响中枢神经系统的正常活动，而且对中枢神经系统疾病的发生、发展和治疗具有重要意义。中药石菖蒲、薄荷、冰片等具有芳香开窍作用的药物可大大提高血脑屏障通透性；川芎等的行气活血作用可改善大脑皮质的血液循环。因此，选择具有芳香开窍、活血化瘀、祛痰开窍、通经活络作用的中药如石菖蒲、当归、川芎、薄荷、香附、冰片、桂枝、三七、红花、人工牛黄粉等加工制成药液。本法形成药氧后，从鼻吸入，弥散于整个呼吸道和肺脏，吸收面积广，药物迅速、完全地吸入并直接进入血液循环，达到活血化瘀、祛痰开窍、通经活络的作用。本法与口服法比较，具有用量少，药物利用率高，副作用少等优点。针药结合，可在各种脑病治疗中发挥重要作用，提高患者生活质量，值得临床推广使用。

（三）黄凡教授跟师感悟

卢桂梅教授，广东佛山人，主任中医师，广东省名中医，第四、第五批全国老中医药专家学术经验继承工作指导老师，中华中医药学会脑病专业委员会常务委员，广东省中医药学会内科专业委员会、脑病专业委员会副主任委员，广东省重点中风专科学科带头人，原广东省第二中医院大内科主任。卢桂梅教授从事内科临床、科研工作近50年，积累了丰富的中医和中西医结合诊疗经验，发表专业论文10余篇，其精湛的医技、高尚的医德广为人知。卢桂梅教授善用中医中药辨证诊治内科各种常见及疑难疾病，尤其擅长治疗神经内科疾病及脑血管疾病，如中风、眩晕、头痛、神经痛、失眠、抑郁、癫痫、高血压病等病，同时对心血管系统疾病、消化系统疾病、泌尿系统疾病及内分泌系统疾病在内的多种疾病均有丰富的临床经验。

卢桂梅教授家学中医的传统，得自祖传，隶属岭南中医学术流派。太公卢紫云乃当年佛山名医，精通内科，家传数十首多年行医经验证明行之有效的秘方。卢桂梅教授回忆说，祖父与父亲虽因家境原因没成为医生，但世代相承，都熟读医书，深懂中医学知识，家人生病从来不用找医生，都是父亲自己开方，到街头的药材铺买药回来自己生火煎服。卢桂梅教授是家中长女，从小父亲就教她医学知识，培养她对中医的兴趣，父亲坚信他的后辈应该至少有一个医生，不可断了家族的传承，因而纵是家里经济困难，供她多年读书求学父亲从来没说一个"不"字，是父亲的支持令她最终走上行医之路。

1962年，卢桂梅考上广州中医学院（今广州中医药大学），前三年学中医，后两年学西医。她记得学生时代每日清晨6点多，空腹在教学大楼下面的空地上背方剂歌诀、诊断歌诀、中药药性库、中医四大经典《黄帝内经》《伤寒杂病论》《难经》《神农本草经》等，天天如是，这些单调而重复的背诵训练，为她日后出诊打下扎实的专业基础。1968年，卢桂梅本科毕业，适逢知青上山下乡大潮，她被分配到粤北山区行医。她先在电白，后来结婚，丈夫也是医生，其时在英德，她就迁到了英德。当时的县级中医院分科不细，所有急危重症患者一律先送往内科，由内科医生看诊后决定该送到哪个科治疗，再进行转科。卢桂梅教授在内科，不得不担负起第一时间抢救急危重症患者的责任，这一干就是10多年，卢桂梅教授已不记得抢救过多少脑出血、中风、心肌梗死、心脏衰竭、呼吸衰竭或肾衰竭等重症患者。年轻时的她一直超强度、超负荷地扑在抢救第一线，这些基层工作为她积累了丰富的诊治经验。1986年，卢桂梅教授来到广州。1990年，为筹建广东省第二中医院，卢桂梅教授被当时的中医研究所门诊部选送到广东省人民医院神经内科进修一年。在选择专攻脑科还是心血管科上，卢桂梅教授进行了仔细思量，因为这两个领域都凝聚了她多年的从医经验。

当时中医在心血管疾病的研究和治疗上发展缓慢，临床采用的基本是西医疗法，要求医生掌握各种高精密医疗仪器复杂的操作方法，而过多使用仪器又显然与中医本意存有距离，不甚符合卢桂梅教授重中医的理念；西医疗效不好的某些神经内科疾病，若从中医角度切入，却颇有研究空间，特别是对中风的治疗，中医的长处是西医所无法比拟的。

因此，卢桂梅教授选定神经内科疾病的专攻方向，擅长治疗中风、眩晕、偏头痛、高血压病、脑动脉硬化、多发性神经炎等脑科疾病。自《黄帝内经》始，认为脑居颅内，由髓汇集而成，如"脑为髓之海"（《灵枢·海论》），"诸髓者，皆属于脑"（《素问·五藏生成篇》），不但指出脑是髓汇集而成，同时还说明髓与脑的密切关系。关于脑的功能，《灵枢·海论》和《灵枢·口问》更详尽地叙述了视觉、听觉，以及精神状态的病理变化与脑的关系："髓海不足，则脑转耳鸣，胫酸眩冒，目无所见，懈怠安卧"，"上气不足，脑为之不满，耳为之苦鸣，头为之苦倾，目为之眩"，凡此，成为我们现在研究脑病的重要理论依据。然而《黄帝内经》有关脑的理论在汉代以后没有得到发展。直至明代，李时珍提出"脑为元神之府"（《本草纲目》）的论点，明确指出人的精神意识活动等皆源于脑，可谓弘扬经旨。清代汪昂在《本草备要》中亦有"人之记性，皆在脑中"的记载。特别是清代王清任在前人认识的基础上，对脑的功能做了更为详细的论述，其《医林改错》言："灵机记性在脑者，因饮食生气血，长肌肉，精汁之清者，化而为髓，由脊骨上行于脑，名曰脑髓。两耳通脑，所听之声归于脑；两目系如线，长于脑，所见之物归于脑。鼻通于脑，所闻香臭归于脑；小儿，至周岁，脑渐生，囟门渐长，耳稍知听，目稍有灵动，鼻微知香臭，舌能言一二字。"把忆、视、听、嗅、言等感官功能皆归于脑，无疑较《黄帝内经》的认识更进一步。由于传统的中医学视脑为奇恒之腑之一，不似"五脏六腑"为中医基础理论核心，故在近代一直未受到足够的注重和研究，教材对脑的功用也一带而过，而临床辨证论治仍以"心"代"脑"。据此，卢桂梅教授提出："脑，作为奇恒之腑，在生理上具有许多特性，正是由于这些特性使脑在病理上也具有某些特点。"在此基础上，卢桂梅教授在长期临床实践中形成诊治脑病的整体学术思想与临床经验：治病求本，扶正补虚；痰瘀同治，贯穿始终；善用虫药，以偏纠偏；药膳同源，以汤代药。论治中风一病，辨证严谨，认为本病多以气虚血瘀为本。临证中，卢桂梅教授针对中风证属气虚血瘀者，常以补阳还五汤为基本方灵活加减，收效甚佳。眩晕一证，病机主要在于因风、因痰、因虚。辨治眩晕，先审证候虚实；虚证眩晕，详察脏腑病位；眩晕兼肢麻者，需警惕中风发生。脑病整体上以补虚药、清热药、息风药、活血药、安神药、理气药、涤痰药为主。扶正补虚乃治法之本，用药结合"治病求本""标本先后""三因制宜"等治疗原则。

2000年，受广东省卫生厅派遣，卢桂梅教授到瑞士开发新的中医医疗点。作为第一个到新医疗点坐诊的中医师，一开始几乎是门可罗雀。瑞士几乎每个人都拥有固定的家庭医生为其身体提供健康保障，很少人会在家庭医生以外到其他医疗点找医生看病，规定也不允许，只有部分如患有哮喘、牛皮癣、过敏性鼻炎等久治不好的慢性病患者，到家庭医生处开证明，凭证明方有资格出外求医。因此，初期找卢桂梅教授就诊的患者，大多为被西医证明是"奇难杂症"的患者，是家庭医生看过后治不好的"硬骨头"，不容易"啃"。然而，卢桂梅教授出奇耐心地为这些患者诊治开药，渐渐地来挂号的患者越来越多，到后来一天诊治十几个患者，而卢桂梅教授的档期，连续三个月都被排队等号的患者占满了。卢桂梅教授改变了社区内洋人对中医的看法，当地人开始发现中医的神奇，还要求卢桂梅教授开班授课。中医在瑞士受到欢迎，卢桂梅教授完全有条件申请留居，然而她惦记她在广东省第二中医院负责的工作，担心离开太久荒废了专职，因而申请回国，回到中医院继续行医。

卢桂梅教授是个特别实在的人，豪言壮语不多，以把患者治好为己任。踏实工作，特别勤恳，一周里面连续工作，患者源源不断，连一天的休息时间几乎都挤不出来。自1986年筹建广东省第二中医院起，她便是医院的内科筹建人，当年开院，内科包打天下，卢桂梅教授言传身教，为内科的人才培养做出重要贡献，直到2005年退休之前，她一直是广东省第二中医院的大内科主任，如今医院已建起7个内科病区，分科基本齐全，卢桂梅教授功不可没。她带领的科室被评为广东省重点中风专科。但她很少考虑名利，心思都放在专业上。当年她因为担心长期离开中国，对专业，尤其是中西医结合发展的脉搏欠把握，而主动要求回国工作。中西医的治疗手段她都善于运用，尤其注重取长补短，充分发挥中医的功效。

卢桂梅教授主张"大医之道，以患者为本"，行医为治病救人，应该放开个人利益，一切从患者出发。不喜欢为谋高奖金而匆匆处理，每次会诊、为患者开大处方做大检查的做法。因为不喜欢马虎，卢桂梅教授面对患者会问得比较细致，患者常说"卢主任看一个患者要很久"，有时年轻人不耐烦等，就宁愿把病历抽出来，去找不用排队或队伍移动较快的医生。但卢桂梅教授还是习惯慢慢与患者交流，因为不把患者的病史了解清楚，就很容易出现误诊的情况，达不到治疗的目的。

身为中医师，因为看病有机会不断与社会各界人士接触。看病其实并不完全是看病，看病在更广泛的意义上是谈心。很多病症在成因上，心理因素占很大比例，不少患者都或多或少地患有抑郁症。根据症状分析，当发现患者因为心理问题而导致生理不适时，卢桂梅教授的角色则更像一个义工，陪患者聊天，开解他们，让他们的情绪有一个宣泄的渠道。精神状态不好的患者常常会很紧张，担心这、担心那，这时卢桂梅教授就会以专业的身份肯定地告诉他们不要自己吓自己，事情没什么大不了的。对爱钻牛角尖的患者，卢桂梅教授会建议他们不要想太多，尝试分散注意力，找其他可以集中精神的事情做，找到精神寄托。患者一般都信服卢桂梅教授讲的话，把卢桂梅教授的建议听进去。而有些患者熟络了，在人少的时候就有很多话要讲，把自己的担忧和疑惑都讲给卢桂梅教授听，有时他们会故意等到差不多下班了才来看病，这样可以"逮"住卢桂梅教授多聊一会儿。对有病没病都来找卢桂梅教授的患者，除了心理辅导，卢桂梅教授还会教他们一些生活调理的小知识，如煲什么汤，吃什么与怎么吃才对健康有益等。患者倾诉完后看开了，平静下来，心情也调整好了。

卢桂梅教授医术精湛，尊崇经典，汲取众家之长为己所用，形成自己特有的学术思想，药随证变，用药精炼扼要，力求效专力宏。卢桂梅教授医德高尚，来诊的患者不论贫富贵贱，皆一视同仁，如至亲之想，态度和蔼，精心诊治。卢桂梅教授现虽已年逾古稀，仍坚持每周3天全天门诊。寒暑往来，精勤临证，健行不息。古语云：医者仁术。吾辈在学其"术"的同时，亦不忘学习其"仁"，所谓仁心仁术。大医者，精与诚俱具！

（四）再传弟子跟师感悟

1. 何泳芝跟师感悟

在两年的跟师过程中，有幸得到了卢桂梅教授的教导，使我受益良多，卢桂梅教授擅长运用中药治疗心脑血管疾病、神经性痛、呼吸道疾病及胃肠道疾病等。还记得以前在校学习期间，一直死记硬背中医四大经典，有时候不理解里面的意思、用药思路，甚至只是为了应付考试，到了临床后，发现很多东西跟书本上的不一样，开始逐渐感到迷惘，没有自己的用药思路，而在跟师卢桂梅教授的日子里，深深敬佩老师强大的记忆能力及活跃的思维，因此老师基本上什么疾病都能够开方治疗，这使我的思路更加广阔，对一些中药有了新的认识，令我在内科方面渐渐地提高了诊疗技术，更坚定了对中医药的信心！

卢桂梅教授在临床上十分细心，做到三因制宜。①因时制宜：卢桂梅教授在用药时会考虑到当时气候对病理变化有一定的影响，如春、夏季时，气候偏温热，人体腠理较为疏松，因此用药时不会使用过多的辛温发散药物，以免耗气伤阴；在秋、冬季时，气候偏寒凉，人体腠理较为致密，阳气收藏于内，因此应慎用过度寒凉之药物，以免伤及阳气。②因地制宜：卢桂梅教授认为广州处于岭南地区，此地湿热较重，邪气容易从寒化热，湿气容易聚而成痰，"百病皆为痰作祟"，因此岭南地区疾病多以痰热证型为主，卢桂梅教授在用药时多兼以清热化湿祛痰。③因人制宜：卢桂梅教授在用药时除了强调中医辨证外，更会根据患者的年龄大小、体质强弱及生活习惯来考虑用药、剂量等。

在跟师的过程中，深刻地体会到卢桂梅教授注重中医治病的整体观念，全面分析患者的情况，辨证论治，将临床与理论相结合。在平常和卢桂梅教授的交谈中，也使我对四大经典加深了理解，打通了更多的思路。

2. 黎子轩跟师感悟

非常有幸在我读研这3年期间跟随卢桂梅教授学习，卢桂梅教授是一名非常敬业的医生，深受患者敬重。她在临床上精益求精，积累了丰富的中医和中西医结合诊疗经验，尤其擅长治疗脑血管病和神经内科疾病，所以她的患者大多数都是中风后遗症、眩晕、偏头痛、高血压病、痴呆等心脑血管病患，当然也有很多是胃肠道疾病和呼吸道疾病等其他内科病的患者，卢桂梅教授运用她丰富的中医临床经验辨证论治，深得患者爱戴。

在临床学习上，卢桂梅教授循循善诱，望闻问切都非常仔细，引导我们开拓思维，带领我们建立自己的诊断思路，教导我们应结合整体，不可单靠一方，通过辨证辨病诊治疾病。而她最令我敬佩的事就是她的记忆力非常强，每一种中药及西药的药用功效、属性、副作用、用法等都记得非常清晰，也会记得每一个患者的既往病史，使疗效更为确切，提高治愈率，她对每一位患者都非常负责任，使我深为敬重。在过去的跟师过程中，我学到了很多在课堂上学不到的知识，包括与患者相处方式等。在和卢桂梅教授交谈的过程中，也能了解到她在中医经典学习中的好的方法，在自己浅层的理解上能更深层地了解，也能纠正自己理解有偏差和不足的地方，促使我更努力改进，使我对中医诊治有了更深厚的见解。

三

——8——

专病论治

（一）中医脑病概述

　　祖国医学对脑及脑病的认识积累了丰厚的理论基础和实践经验。中医认为的脑，又名髓海，是精髓和神明所藏聚之处，为人神之居所，清窍之所在。如《灵枢·经脉》说："人始生，先成精，精成而脑髓生。"《备急千金要方》曾指出："头者，身之元首，人神之所注。"医家陈无择在《三因极一病证方论·头痛证治》指出："头者，诸阳之会……百神所集。"赵友钦《金丹正理》说："头为天谷以藏神。"李时珍在《本草纲目》中强调："脑为元神之府。"这些要点皆明确指出脑是精髓和神明汇集发出之所，作为元神之府，统领诸神。脑的主要生理机能包括主宰生命活动，主司精神活动和感觉活动。神明是人体生命活动的表现，脑主神明就是指头脑有统帅诸神，主宰生命活动的功能。元神来自先天，由先天之精化生，先天元气充养，故称为先天之神，是为元神。故《灵枢·本神》说："两精相搏为之神"。而头脑居人体脏腑之首位，为神、魂、魄、意和志五脏神汇聚之所，一切精神、意志、思维、情感和记忆之活动，都受首脑元神之统帅。《黄帝内经》云："头者，精明之府。"表明脑是精髓神明的首府。明末清初的喻昌说："头之外壳包藏脑髓，脑为髓之海，主统一身骨中之精髓……而脑之上为天门，身中万神集会之所。"说明诸气之神，上汇于头；诸髓之精，上聚于脑。明末清初的汪昂说："今人每记忆往事，必闭目上瞪而思索之，此即凝神于脑之意也。"医家张锡纯有言："神明之体藏于脑，脑髓神经司知觉运动。"说明头为一身之首，脑为百神之会。脑主神明，表现在脑主神智。《素问·解精微论》说："泣涕者脑也，脑者阴也。"指出人的情志变化与脑有关。而《素问·遗篇》中曾提道："气出于脑，即室先想心如日。"说明脑主人的思维。《医方集解》提出"人之记性，皆在脑中"的观点。《医林改错》有专门论述脑的功能，在"脑髓说"中明确指出："灵机记性不在心在脑。"说明头脑有思维记忆的功能。脑主精神活动的机能正常，则精神饱满，思维敏捷，情志正常，言语清晰，否则便会出现意识思维及情志方面的异常。脑主司感觉运动，人的视听言动等皆与脑有密切关系。如《医林改错》说："两耳通脑，所听之声归脑；两目系如线长于脑，所见之物归脑；鼻通于脑，所闻香臭归于脑；小儿周岁脑渐生，舌能言之一二字。"脑主元神，神能驭气，散动觉之气于筋而达百节，故脑能统肢体运动。

1. 中医对脑病的认识

（1）古代医家对脑的认识。

早在2 000多年前，我国最早的医学著作《黄帝内经》中，对脑的解剖位置、生理功能、病因病机、常见症状、辨证方法、治疗原则等都进行了初步的描述，成为研究脑病的最早理论。汉代及唐宋时期，是中医学理论迅猛发展的阶段，期间《伤寒杂病论》《诸病源候论》《备急千金要方》《太平惠民和剂局方》等医学著作一一面世，为中医脑病学增加了丰富的内容。而《金匮要略》是东汉"医圣"张仲景所著《伤寒杂病论》的杂病部分，对现代相关脑病进行了大量论述。从生理功能方面已有所记载，脑位于人体的颅腔内，是由脑髓汇聚而形成。如"脑为髓之海，其输上在于其盖，下在风府"（《灵枢·海论》）。有"髓海"之称。又如"诸髓皆属于脑，故上至脑，下至尾骶，髓则肾主之"（《医学入门·天地任物气候相应图》）。另对脑的病变也有些记载，也就是痴呆、颤证、中风、头痛、眩晕等病证。至明清时期，对脑的生理功能，又有进一步的认识，如金正希说："人之记性皆在脑中"。《医宗金鉴》指出："头为诸阳之首，位居至高，内涵脑髓，脑为元神之府，以统全身者也。"王清任通过长期实践观察更明确地指出："灵机记性不在心在脑。"综合前人所述，脑具有主神明（即精神及思维活动）及主运动的生理功能。

脑也与脏腑有着密切的关系。中医把脑主神明的功能分归于五脏，故有"五神脏"之说。《素问·宣明五气》："心藏神，肺藏魄，肝藏魂，脾藏意，肾藏志。"其中心的功能最为重要。《素问·灵兰秘典论》曰："心者，君主之官，神明出焉。"脑是人体对血液需求最多的器官，而心的主要功能为"主血脉"。所以，只有心行血功能正常，脑才能发挥其正常功能。另外心藏神，具有统帅人体生理活动，和主司意识、思维、情志等精神活动的作用，是为"五脏六腑之大主"；《灵枢·本神》说"所以任物者谓之心"。心是可接受外界客观事物并作出反应，进行心理、意识和思维活动的脏器。杨上善在《黄帝内经太素》中提道："头是心神所居"。五脏虽各有其"神"，但均为脑神所主，同时，五脏六腑对脑也有滋养作用。《类经》认为："五脏六腑之精气，皆上升于头。"因此，脑是神的物质结构基础，神是脑的功能（脑神）。

脑和肾二者无论在生理上还是病理上都有着千丝万缕的联系。在中医理论中，藏精为肾的主要生理功能，所藏之精，包含有先天之精及后天之精，后天之精即五脏六腑及水谷之精气，两者具有密不可分的关联，后天之精禀受于先天之精，而先天之精又赖于后天之精的滋养。脑由精髓汇集而成，与脊髓相通，而髓由精化，如《医学入门·天地任物气候相应图》说："脑者髓之海，诸髓皆属于脑，故上至脑，下至尾骶，髓则肾主之"。因此，脑髓之生成与先天之精化生及后天之精的关系缺一不可，故《灵枢·五癃津液别》载"五谷之津液，和合而为膏者，内渗于骨空补益脑髓"，髓海得于肾中精气的充养，又源源不断的向上充养并补益脑窍，因此，脑髓的化生源于肾中所载的五脏六腑之精，而肾与脑通过髓这个物质基础紧密相连。而头为"诸阳之会""清阳之府"，又为髓海之所在；肾为先天之本，藏精主骨生髓，二者之间的渊源如《素问·刺禁论》所云："脑为髓之海，真气之所聚。"《灵枢·经脉》曰："人始生，先成精，精成而脑髓生。"此即表明人体的形成，先成精，后由精生脑髓。又如《难经·二十八难》曰："督脉者，起于下极之俞，并于脊里，上至风府，入属于脑。"《素问·骨空论》亦有云："督脉者，起于少腹以下……少阴上股内后廉，贯脊属肾……上额交巅上，入络脑……侠脊抵腰中，入循膂络肾。"肾生髓，髓通于脑，脑又为髓海，髓为肾精所化，人体脑、肾二者便是通过督脉进行相互连接沟通。经络上，足太阳络、足阳明络、督脉经及其络脉作为脑络之组成部分，而督脉与足太阳脉"络"于肾，而冲脉"注少阴之大络，出于气街……并少阴之经""冲脉者，起于气冲，并足阳明之经"的阐述得以看出，冲脉相连于肾经、足阳明，故而可以得出，足阳明经、足少阴经、督脉和冲脉的桥梁作用更为密切。肾精通过经络系统进入骨髓，再沿着骨髓上行进入头中并汇聚成为"髓海"，脑部无时无刻不在接收着身体器官及各经络的充养，如果病久瘀阻伤络，肾精亏虚，脑络失荣无以滋养脑髓致脑失所主，神无所用。

（2）古代医家对脑病的认识。

脑病的病因较为复杂，七情内伤、外感邪气、脏腑内伤、血瘀痰浊、外伤等，均足以使脑的阴阳气血失调而发生脑病。

七情：喜、怒、忧、思、悲、恐、惊，属于人的正常精神活动范围，但如果七情反应太过或不及，或因正气虚弱，脏腑经气虚衰，而对情志刺激的适应和调节能力低下时，一旦受到超越了个人所能承受的生理和心理范围的情志内伤，则会损伤脏腑气血，气机失和，机能失调，或个人素来脏腑气血亏虚，就会使脑的功能紊乱而发生脑病。如《灵枢·癫狂》篇说："狂言，惊，善笑，好歌乐，妄行不休者，得之大恐……"《证治要诀》说："癫狂由七情所郁"。

外感邪气：当自然界气候异常变化，或人体抵抗力低下时，正常的六气变为六淫邪气，侵犯人体，可直犯于脑，或热邪传入营血，均可使脑的阴阳气血失调而发生脑病。如《诸病源候论》说："凡患耳策策痛者……则卒然变脊强背直，成痉也……所以然者……上焦有风邪，入于头脑"。

脏腑内伤：脑与经络、脏腑关系密切。若脏腑、经络发生病变，均可通过有关经络传至于脑，使脑功能失调而发病。如《灵枢·本神》篇说："肝气虚则恐，实则怒……心气虚则悲，实则笑不休。"

血瘀痰浊：浊阴包括小便、大便、浊气。它是由水谷、清气分泌出来的废物，必须及时排出体外。如果脏腑发生病变，废物不能正常排泄，则变为危害人体组织器官的浊阴毒邪，若上犯于脑，则可使脑的功能失常。如《伤寒论》记载："谵语，有潮热，胃中必有燥屎五六枚也。""汗出，谵语者，以有燥屎在胃中。"又如肾气衰败，尿停膀胱，尿毒上扰于脑，或肺气败绝，清气不入，浊气不出而停于体内上扰至脑；抑或肝之阴血耗竭，土也随之衰败，则虚阳无制，痰浊内生，虚阳并痰浊上扰于脑。均可导致脑病的发生。

瘀血阻滞：年老气虚，或痰湿阻滞，以致血行不畅，或脑之脉络损伤，或脑生肿物。均可导致癖血闭阻脑络，从而发生头晕、头痛、五官失灵，肢体麻木或半身不遂，以及神态异常等证候。

外伤：脑受外伤，轻则觉眩晕，或暂失知觉；重则颅骨或脑络损伤，便可发生昏迷、瘫痪甚至死亡。如《正骨心法要旨》指出，脑外伤"轻则头昏目眩，耳鸣有声；甚则昏迷目闭，少时或明；重则昏沉不醒人事……"

此外，某些寄生虫，如囊虫寄生于脑中，也可发生脑病。

2. 中医脑病诊疗概况

中医对脑病的诊疗记录源远流长，春秋战国的《黄帝内经》就已经有对中医治疗脑病的相关记载。《黄帝内经》对于脑病的认识已经非常全面，它系统地总结了秦汉以前的医学成就，成为研究脑病的最早理论渊源。《素问》云："诸髓者，皆属于脑。"对脑的解剖及功能有明确记录。书中论述并确立了多种脑病的机制和基本辨证原则，所记载的部分脑病治疗方法更是沿用至今。譬如：对于癫狂，认为阴阳盛衰、阴阳平衡是其发病的首要因素，治疗采用针刺、灸法、放血法等；专列痿论篇，明确提出"五脏使人痿""治痿独取阳明"的论点，至今仍是临床治疗痿病的重要指导原则之一。到了汉代及唐宋时期，中医对脑病的认识更是有了迅速的发展，众多医者的匠心著作皆反映出当时中医对脑病有了更加深刻的理解，如《伤寒杂病论》《诸病源候论》《备急千金要方》《太平惠民和剂局方》等。东汉医圣张仲景所著《金匮玉函经·卷一证治总则》曰："头者，身之元首，人神所注"。张仲景对中风的病机及分类做了明确论述：认为"络脉空虚，风邪入中"是中风的发病机制，主张疏风散邪、扶助正气为主，治疗方剂如侯氏黑散、风引汤等，成为目前辨证论治中风的主要指导根据。巢元方所著《诸病源候论》认为许多脑病均是由"体虚受风，风邪入脑"所致，该著作被后世认为具有较高的历史学术成就。唐代孙思邈《千金方·灸法门》把脑主神明的理论运用到针灸的治疗实践之中。其中列"髓虚实"专篇，提出"髓虚者脑痛不安。髓实者勇悍。"并列出有关方药和灸法，该篇是中医脑病学说的第一次较为完整的论述。其中创制了续命类三方、竹沥汤、独活汤等治疗中风，并强调灸法并用，综合治疗，对于当今治疗中风仍有重要的指导与启发作用。此外，《太平惠民和剂局方》提出中风神昏用至宝丹、苏合香丸芳香开窍，此二药已成为目前经典的中风急救药品。宋代严用和以重视脾肾，善于调气而著名，其所创立的归脾汤，至今仍被公认为是调理心脾的名方。金元时期的李东垣以健脾补气为主要理念进行脑病的治疗，其认为气虚为中风的主要病机，并把中风分为中血脉、中腑、中脏三者，主张用甘温之剂补益脾胃。金代张从正在治疗脑性疾病中力主祛邪为要，常用汗、吐、下三法，丰富了中医脑病的证治理论。至明清时期，受西方医学的影响，中医脑病学取得了较大发展，许多医家进一步强调了脑对神志的主宰作用，而且把脑与记忆、知觉及五官之功能联系起来。明代李时珍的《本草纲目》提出"脑为元神之府"，对脑病的治疗则融入了五脏与脑髓密切关系的观念。明末张景岳认为"无虚不作眩"，以补肾填精、益气养血为先导。

（二）卢桂梅教授的学术思想特点

1. 学贯中西，善用中西医结合

卢桂梅教授认为中医经典著作是中医学的源头，中医经典不熟，就如无源之水，无本之木，就必定学无根基，在临床上就不能做出准确的辨证论断，就不可能取得较好的临床疗效。她推崇仲景学说，精于辨证论治，基层医疗条件虽然有限，卢桂梅教授常能应用仲景经典方剂，如葶苈大枣泻肺汤、苓桂术甘汤、小青龙汤等，治愈了很多心衰、肺水肿、脑出血等急危重症患者。卢桂梅教授精于中医，但同样也重视西医。她临证兼中西医之长，除用中医传统的辨证论治外，同时还结合现代先进医学的检测手段，如血液生化、X线、心电图、B超等现代的检查手段来诊断病情和判断预后。卢桂梅教授认为中医和西医各有所长，应该发挥中西医学各自的长处，只要是能够为患者解决痛苦的学术，都应该值得我们去学习研巧。20世纪80年代，卢桂梅被安排筹建广东省中医药研究所和广东省第二中医院，后又被选送到广东省人民医院神经内科进修一年，也就是在那时，卢桂梅选定了脑血管病和神经内科疾病领域作为专攻方向。她汲取中西医之长，采用中医辨证及西医辨病相结合的方法，进一步丰富了脑血管病中医治疗的内容，结合多年的临床实践，不断总结，形成其对于脑病独特的辨证思路和论治规律。在韶关、英德、湛江等地基层综合医院工作的20年中，她诊治了许多疑难杂症，在临床上收集了很多内科的常见病、多发病和危重病的诊治及抢救病例，对于杂病积累了丰富的中西医诊治经验，若遇疑难重症，单纯中医药治疗效果欠佳，她会常采用中西医结合的方法，以中医为主，结合西医药，互补长短。而她对于西药的使用也十分严谨及规范，每个药物的使用说明书都了如指掌，严格把握药物的适应证、禁忌证、用法用量及疗程，每个跟诊的学生都为其严谨认真的态度所折服。

2. 重视整体观念与辨证论治，提出脑病从"肝"论治

卢桂梅教授从事中医内科工作50多年，善于钻研和运用中医学理论，在学术和临床上重视整体观念与辨证论治的思维方法，特别重视脏腑阴阳辨证，认为人体内部是一个整体，人体的每个部分都是有机联系的，主要通过脏腑经络的作用而实现。如五脏各有所主，脏腑之间各有所合，处理好内部与整体的关系可达到治疗的目的。脏腑有分阴阳，阴阳是相互对应的两个方面，疾病的产生与发展变化是阴阳失调的结果。人体阴阳偏盛偏衰，是导致各种疾病的内在基本因素，因此，调整脏腑的阴阳偏盛偏衰，补偏救弊，虚则补之，实则泻之，寒者热之，促使阴平阳秘，恢复阴阳平衡的正常状态，调整脏腑功能失衡是治病的关键。

中医对脑病的认识源远流长，历史上不同时期均有对中医脑病的明确记载。总结近现代医家对脑病的认识，从病理机制方面将中医脑病划分为两大类：一为外感性脑病，该类脑病多具传染性、集中性及季节性，带有发热、眩晕等症状，比如暑温及春温等；二为内伤性脑病，包括中风、健忘、癫证、痫证、失眠、震颤、痴呆等病证。在长期临床实践中，卢桂梅教授观察并认识到中医脑病虽然表现各异，但都具有类似的病因病机特征，即肝阳易亢、肝火易扰、肝郁气滞、易兼痰瘀。一旦肝气郁滞，气郁易于化火，气火上逆；肝阳易亢，化风眩动；肝郁气滞，则瘀血内阻；气郁津液运行不畅，停聚凝而成痰。正是由于肝气郁结，气机失和，进而火逆、风动，或夹瘀、或夹痰，上扰清空，脑病乃生。故她主张从"肝"论治，立从"肝"论治为基本治疗原则，治以肝为先，以疏肝理气、清肝泻火为法，往往可取得较好的临床疗效。2012年，黄年斌于《湖南中医杂志》发表《卢桂梅教授从肝论治血管神经性头痛经验》一文，总结了卢桂梅教授善于从肝火、气郁着手，运用清肝泻火、疏肝解郁之法治疗血管神经性头痛的学术思想。

3. 急症从"痰"论治

多年的临床一线经历，使卢桂梅教授积累了丰富的疑难杂症及危重

病的诊治及抢救经验。中医急症，治法颇多，她主张从"痰"论治。历代医家对痰饮论述颇多，明代李梴在《医学入门》中说："人知气血为病，而不知痰病尤多"，强调"百病兼痰"，痰为诸症包括急症不可忽视的病机。痰饮乃人体津液凝聚变化而成，是脏腑运化水液障碍中的一种病理变化产物。痰饮生成后，作为一种致病因素，可直接或间接地作用于某些脏腑、组织而产生许多病证，所谓"百病多由痰作祟"。而痰侵犯到重要器官或经络则可引起各种急症，如痰迷心窍则神昏癫狂；风痰窜动可发生惊风、痫证；痰浊上胃则心悸、眩晕；痰湿上泛则恶心呕吐；痰停胸胁则胸痹、肋痛、喘咳、痞闷；痰阻经络可半身不遂等等，针对痰的这一病机病理进行辨证治疗，则可解急救危。而治疗原则她主张首先应"见痰需治痰"，即若痰症明显，非除痰难以祛其邪，则应以治痰救急为则，治痰不能墨守一方一法，应根据病情辨证运用，可使用解表祛痰、清热涤痰、行气除痰、清营涤痰、开窍豁痰、息风化痰、活血祛痰等法，只要辨证得当，可取得显著疗效。其次应当"治痰又非治痰"，一些痰致病证，当洞其生痰之源，储痰之器，痰之性质，或清，或温，或泻，或补，均应针对痰的病机治疗，标本兼顾，则痰无所生，病无所成，何病之有？病变后期，痰浊已除，应加强肺、脾、肾三脏调理，使水液运行正常，不致酿成痰。又因痰阻经络必致气血失调而瘀滞，故痰多夹瘀，祛瘀必先祛痰或祛痰祛瘀并治，方能使气道、经络通畅。

4. 主张治病宜清宜疏、轻补慎补

卢桂梅教授善用中医理法方药来辨证施治，她不仅精于仲景学说，对各家学说也多有涉猎，如对《脾胃论》《丹溪心法》《温病条辨》等古典医籍研究精深。卢桂梅教授引《黄帝内经·素问集注》中的"治病之法，各有异同，五方之民，居处衣食，受病治疗，各有所宜……医之治病也。一病而治各不同"，她认为广东地处岭南，四时气候变化不明显，多湿多热，湿热环境易导致湿、痰、瘀证，故岭南地区常见体质以

阳热型、脾湿型与气阴两虚型体质多见，脾胃多虚，结合其多年的临床实践，她逐步形成了治病"宜清宜疏、轻补慎补"的学术思想，处方的用药普遍在十二至十三味药左右，一般不超过十六味药，处方药物剂量小，她认为药味过多、剂量过大均会加重脾胃的负担，造成脾胃的二次损伤，而补益药物也多选平性药物为主，取其药性平和，作用缓和，能兼顾脾胃功能，常用如太子参、党参、茯苓等性平之药，慎用大寒大热如大黄、附子等，以防损害脾胃之气。

5. 因地制宜，善用道地药材

《本草衍义》有言，"凡用药必须择州土所宜者，则药力俱"，说明道地药材的重要性。临床诊治中卢桂梅教授特别注重道地药材的应用。《本草经集注》曰："案诸药所生，皆的有境界……自江东以来，小小杂药，多出近道，气力性理，不及本邦……岂得相似？所以治病不及往人者，亦当缘此故也。"道地药材为在特定自然条件、生态环境的地域内生产的，栽培技术及采收加工均有一定讲究的质佳效优的药材。岭南气候潮湿闷热，有湿热并重的特点，而岭南中草药具有药性轻清平和、寒热有度的优点，多有清热不伤阴、不伤胃气之效，且岭南地区煲汤文化深入人心，药食同源，更收良效。

岭南多湿多热，调理脾胃时，卢桂梅教授注重固护中焦，常选用五指毛桃、陈皮、佛手、砂仁等岭南道地药材，健运脾胃尤有卓效。其中五指毛桃，俗称"南芪"，有益气健脾，祛湿化痰之效，较之于补气而燥的黄芪，更适合岭南民众的体质特点。再如广陈皮，可理气调中，燥湿运脾。化橘红，燥湿化痰，理气和中。阳春砂仁，能升能降，为化湿开胃，温中和脾的妙品。广佛手，形如指掌，专破滞气，具有和胃健脾，疏肝理气之功。

治疗咳嗽喘促时，她多选择清热、解毒、祛湿之效显著的岭南草药，例如芳香化浊、和中止呕、发表解暑之广藿香，以及清肺、化痰、止咳之毛冬青，其清肺功效不亚于黄芩，而无苦寒之弊。

（三）卢桂梅教授学术思想精华

1. 治疗脑病从"肝"论治

（1）中风——以"风、痰、瘀、热"为主。

中风是由于气血逆乱，导致脑脉痹阻或血溢于脑，以昏仆、半身不遂、肢麻、舌蹇等为主要临床表现，属于脑血管病范围，可分急性期、恢复期、后遗症期。卢桂梅教授认为，其致病因素以"风、痰、瘀、热"为主，故治疗需针对相关因素。

风，分外风与内风。外风是六淫邪气之一。内风则是脏腑阴阳失调而产生的，其中肝主内风，故《素问·阴阳应象大论》曰："风气通于肝。"卢桂梅教授认为，中风是由于肝阳化风、气血并逆，直冲犯脑所致。强调脏腑功能失调、阳亢生风是中风的主要病理基础。从病机分析，中风是在脏腑阴阳失调、气血衰少，尤其是在肝肾阴虚、肝阳上亢的基础上发生的。治疗应当重视内风。治用潜阳息风以制痉急，豁痰开窍以醒神，清热通腑以泻实。

痰，《丹溪心法·中风》有云："湿土生痰，痰生热，热生风也。"风痰为内风与痰浊互结而成，热痰为痰湿郁久而化，湿痰则因气虚所生。患者多因平素过食肥甘醇酒，致使脾胃受伤，脾失运化，痰浊内生，郁久化痰，痰瘀热互结，壅滞经脉，上蒙清窍；或素体肝旺，气机郁结，克伐脾土，痰浊内生；或肝郁化火，烁津成痰，痰郁互结，携风阳之邪，窜扰经络，痰之为物，随气升降，无处不到，痰阻脑脉或痰随气逆，扰乱清窍，发为本病。治疗以息风化痰通络，佐以清热为治则。

瘀，可因情志亢昂、精神刺激、暴怒、气郁、气逆或气虚而致血滞，引起血行不畅，或受寒收引凝滞，又或热灼伤阴，液耗血滞等，导致瘀阻心胸之内或清阳之府，可致猝发昏仆不遂之症，治疗则以活血化瘀为主。

热，分实热和虚热。实热多由痰瘀郁久化热或腑实积久化热，治可予祛瘀化痰、清热化湿、清热通腑泻实等；虚热多因肾阴不足、木少滋荣，故肝阳偏亢，阴虚生内热，陡化内风而成卒中，可予清热化痰药及化湿药等。

（2）眩晕——从"肝"论治，中老年以"风、痰、虚"为主。

眩晕为临床常见病，是目眩与头晕的总称。该病发病年龄不限，无论是年轻人或中老年人；且该病易反复发作，严重影响人们的工作及生活。眩晕的病因病机复杂多样，历代医家经过不断地探索，积极地实践，总结了丰富的临床经验。卢桂梅教授博采众家之长，结合临床实践，积累了丰富的治疗眩晕的方法，她认为在眩晕诸多病因中以"风、痰、虚"尤为重要。因为中老年人体质虚弱，中气不足则脾失健运、痰湿内生，肾气日衰、肝阴不足则肝风夹痰浊，上扰清窍，故发为头晕目眩。病机多错综错杂，多以体虚为本，风、痰、瘀等为标。由此卢桂梅教授在眩晕病的辨证上尤有独到见解。她认为广州地处岭南，属湿盛之所，辨证上应以痰浊中阻为所有证型之基础，而后衍生痰浊中阻兼风阳上扰、痰浊上蒙、痰浊中阻兼气血虚弱、痰浊中阻兼肝肾亏虚等证型。故在眩晕病的治疗上，她以自拟益脑止晕汤为基础，再根据患者具体证型随症加减。方中钩藤性凉味甘，归心包、肝经，《本草纲目》曰："钩藤，手、足厥阴药也；足厥阴主风，手厥阴主火。惊痫眩运，皆肝风相火之病。钩藤通心包于肝木，风静火息，则诸症自除。"有清热息风定惊之功；白芍性凉味酸、甘，有养血敛阴柔肝之效；蒺藜性温味苦，有平肝解郁、活血、祛风、止痒的功效；三者合用则能够起到养阴、平肝、息风，祛风、活血之功。而半夏性温味辛能燥湿化痰、降逆止呕；陈皮性温味辛有健脾行气、燥湿化痰之功；白术性温味甘，善补脾胃，三者合用共取健脾行气、燥湿化痰之效。白豆蔻、厚朴、紫苏梗皆为开胸理气化痰之要药。在辨证加减上，兼肝热、肝阳偏亢者加黄芩、菊花，风阳上扰者加牡蛎，肝气瘀滞者加柴胡，兼痰浊上蒙者加石菖蒲，兼气血虚弱者加黄芪、党参、五指毛桃及当归等，肝肾不足者加牛大力、桑寄生、枸杞子及熟地黄，兼血瘀阻络者加郁金、丹参、川芎等。在随症加减方面，如头痛者加蔓荆子，呕吐甚者加藿香。诸药合用能达到息风止眩、健脾祛痰、调节阴阳的作用，从而扶正祛邪、荣养清窍、定晕止眩。现代药理研究亦证明，钩藤能降低大鼠大脑皮层兴奋性，减少部分阳性条件反射，钩藤碱尚有抗血栓、抗血小板聚集、降血脂等作用。白芍有明显的中枢性镇痛及对平滑肌解痉的作用。蒺藜总皂苷可降低缺氧导致的大脑皮层神经元的凋亡，提高机体抗氧化能力，增强免疫力。白术有强壮、利尿、抗血小板聚集等作用。陈皮有扩张血管、降低毛细血管通透性、抗血栓形成等功效。卢桂梅教授认为眩晕为本虚标实之证，治疗上以治风、治痰为先，兼以补益扶正之法，从"肝"论治为主，可获得较好的临床疗效。

（3）头风病——内风多见，以"肝"为中心。

血管神经性头痛反复发作，时轻时重，实为内伤所致，属于头风病范畴。头风的发生涉及肝、脾、肾的功能失调，而与肝的关系最为密切。卢桂梅教授在辨证论治时注意到血管神经性头痛的发病特征与内风的相关性。头高居巅顶，"高巅之上，唯风可到""伤于风者，上先受之"。风为百病之长，最易夹他邪循经上扰巅顶，发为头痛。该病还有"痛作止不常，愈后遇触复发也"的特征，与风"善行数变"的特性相合，而内风的形成主要责之于肝的功能失调。《素问·阴阳应象大论》曰："风气通于肝。"《素问·至真要大论》云："诸风掉眩，皆属于肝。"说明风与肝脏有着密切的关系。肝为风木之脏，肝之气机失和，导致内风旋动。肝之为病，有乘风之威，巅顶易上的特征。《谦斋医学讲稿》曰："内伤头痛可分为虚实二大类，虚证以肝阳为常见，实证以肝火为常见。"明确指出了头风之证是以肝为中心的。近年来随着社会的发展而出现的生活节奏加快、工作压力增加、学习紧张、竞争激烈等诸因素，使人们更易受到来自各方面因素的影响，导致精神情志方面的变化。血管神经性头痛的发生多与不良情志有关，情志因素已成为本病重要的致病因素之一。情志的变化与肝之疏泄有密切关系，五脏中惟肝性喜条达，不良的情志，易使肝失条达，气机失和。一旦肝气郁滞，气郁易于化火，气火上逆；肝阳易亢，化风眩动；肝郁气滞，则瘀血内阻；气郁津液运行不畅，停聚凝而成痰。正是由于肝气郁结，气机失和，进而火逆、风动，或夹瘀、或夹痰，上扰清空，头痛乃生。同时，许多患者伴有焦虑不安、睡眠障碍等情志不舒的症状。这些不良情志变化又加剧肝气拂郁，使疾病进一步发展加剧。因此，卢桂梅教授认为血管神经性头痛的核心是肝气郁结、肝火内扰。在中医辨证论治时，卢桂梅教授注意到肝气郁结、肝火上炎、肝风内动实同出一源，是由于情志郁结、肝气有余、化火化风上冲所致，三者的关系紧密。故立从"肝"论治为基本治疗原则，治以肝为先，以疏肝理气、清肝泻火为法。此外，头风之证乃久痛、顽痛之属，久病者入血，久痛者入络，头风必有血瘀气滞。《素问·痹论》云："病久入深，营卫之行涩，经络失疏，故不通。"叶天士亦明确指出："初为气结在经，久则血伤入络。"血管神经性头痛久治不愈，病成痼疾，必有瘀血停滞于内。正所谓"久病多瘀""久痛入络"，盖因病久气血阴阳亏虚，无力鼓动血运，血瘀于内；或气机郁结，气滞日久，血行不畅，脉络瘀滞。

卢桂梅教授认为，血管神经性头痛患者，其痛急骤剧烈，突发突止，具有"风"的特性。临床上多责之于肝，辨证多从气郁、肝火着手，运用疏肝解郁、清肝泻火之剂施治。卢桂梅教授临床善将柴胡与黄芩合用以疏解肝郁，且常配栀子清心除烦，泻三焦之火；钩藤、蒺藜、菊花平肝息风、清热泻火。血管神经性头痛发作多由情绪变化所引起，发作时多伴心烦意乱，精神不振，缓解期间常出现失眠、头晕、乏力等症状，所以卢桂梅教授常用柴胡配郁金、川楝子、延胡索以疏肝解郁、行气止痛；对于夜寐不安等症则合用酸枣仁、柏子仁、夜交藤、茯神、远志、合欢皮等宁心安神之品。卢桂梅教授在血管神经性头痛的治疗中，也常应用引经药，如川芎是治疗头痛的要药，能活血理气止痛；蔓荆子、白芷善治阳明经头痛；藁本善治巅顶头痛；细辛善治少阴经头痛且有散寒止痛之功效。此外，如兼有痰湿则可合用半夏、白术燥湿化痰，如肝阳偏亢则可合用天麻、钩藤、蒺藜、白芍平肝息风。另外，对久病患者，适当加用虫类药物如地龙、僵蚕、蝉蜕等，以祛瘀通络、解痉定痛，常可取得较好的效果。在治疗上，始终要贯穿"清""通"两个原则进行。当然，更应叮嘱患者养成良好的生活习惯和饮食药膳调理，加强心理引导，提高患者对治疗的信心，形成良性循环，使自主神经功能紊乱及内分泌失调得到改善，对缓解头痛症状也有很大的作用。

（4）失眠——"脾胃失调"是诱因，注重"肝、心、肾"的调理。

失眠是由于心神不安而引起经常不能获得正常睡眠为特征的一类病症，主要表现为睡眠时间及睡眠深度的不足，以及不能消除疲劳、恢复体力与精力，轻者入睡困难，或寐而不酣，时寐时醒，或醒后不能再寐，重则彻夜不寐。由于睡眠时间不足或睡眠不熟，醒后常见神疲乏力，头晕头痛，心悸健忘及心神不宁等。卢桂梅教授认为，五脏调和是良好睡眠的根基，根据《灵枢·口问》所言："卫气昼日行于阳。夜半则行于阴。阴者主夜，夜者卧……阳气尽，阴气盛，则目瞑；阴气尽而阳气盛，则寤矣。"可见本病多由外感或内伤等病因造成阴阳失调，引发五脏及六腑之间功能失调而成本病。失眠病机是多源的，现代临床中主要病机表现为阴阳不交，阳不入阴，涉及五脏六腑，以心、肝脏最为相关，在病理上表现为虚、火、痰、瘀。卢桂梅教授认为，现代人失眠症发病率高，一方面思虑过重，压力过大，情志失调伤及五脏；另一方面现代社会信息爆炸，人与人之间的交流多于饭桌上，并且饮食花样多，偏于辛辣、肥甘油腻，嗜食日久，损伤脾胃功能，则形成"胃不和则卧不安"，五脏各有所藏，神魄魂意志为五脏所藏之神，因人体受到日常不良生活习惯或情志所伤扰乱五脏之神，各神与人之睡眠有密切的关系从而导致失眠症的产生。

卢桂梅教授治疗失眠时重视脏腑辨证，故邪在脾则益气健脾；在心则益智安神，清心静心；在肝则平肝潜阳；在肾则交通心肾；在肺则化痰行气为主。并认为，脾胃失调是造成失眠的重要诱因，注重肝心肾的调理，滋阴降火，交通心肾，人之睡眠以机体阴阳和谐为本，以平为期，使机体恢复"阴平阳秘"的健康状态，是治疗失眠的根本方法。

（5）痴呆——多为虚实相兼，治宜"补肾填精，益气活血，化瘀通窍"。

中医学认为，痴呆的病位在脑，与心、肝、脾、肾功能失调密切相关。卢桂梅教授认为，由于老年性痴呆是伴随增龄而逐渐多发的，因此，年高肾虚精亏，气血不足是本病最主要的病机。其中，气血不足是形成痰浊瘀血的病因，痰浊瘀血又使脏腑功能紊乱，加速肾虚精亏、气血不足的进程。故本病的病理性质属本虚标实，临床多为虚实夹杂证，本研究正是抓住了该病以年老体衰，气血亏虚，脑髓失养，肾虚髓空为本，痰痕留滞脑髓，迷蒙清窍为标这一关键病机而确立了补肾填精、益气活血，化痰开窍的治疗原则。老年性痴呆是一组慢性进行性精神衰退性疾病。因其久病入络，仅用涤痰、化痕、开窍之草木之品往往难以奏效，必须加用虫类药物搜逐通络以起沉病。正如叶天士所说，"然经年累月，外邪留著，气血皆伤，其化为败瘀凝痰，混处经络""岂区区汤散可效""须以搜剔动药"。现代药理研究证实虫类药物具有显著的抗凝血、扩张血管及增加血流量和溶解血栓的作用。据此，在补肾填精、益气活血、化瘀开窍方药的基础上加入全蝎、地龙、僵蚕等虫类药物（人工饲养，全书同）组成中药复方。

（6）脑炎——"痰湿、热、风"多见，治宜"清热化湿、豁痰开窍"。

祖国医学虽没有散发性脑炎的病名，但从症状、体征及发病特点来看，可属于温病范畴，温病多有季节性，但由于本病四季皆可发病，难以划分属于温病中某一种病，它具有发病快，传变速及多变的温病特点，故在国内资料中多主张按温病进行辨证论治。卢桂梅教授认为，本病致病主因为感受温热病毒。温为阳邪，初起即热象偏盛，容易火化，易于化燥伤阴。温热病毒传变迅速，表证短暂，旋即入里，并易窜入血分，内陷心包。正如叶天士在《温热论·温病大纲》中说："温邪上受，首先犯肺，逆传心包。"病毒性脑炎的发病季节与岭南地区雨水季节一致，符合湿热病证形成的外因。加之岭南人喜食瓜果寒凉之品及鱼虾海鲜，易致脾胃受伤，运化功能受损，导致湿邪内困，同气相求，内外相引而更易病湿热。卢桂梅教授临床诊治中发现，岭南病毒性脑炎多属湿热病证范畴，以气分阶段者最多见，证型发生率较高者为痰湿证、火热证和风证，阴虚证、气虚证和血瘀证次之。以实证为多见，其中痰湿、热、风又为最多；虚证较少，以阴虚、气虚为主。其中湿热酿痰、蒙蔽心包证多见，故治疗宜清热化湿、豁痰开窍，此病在气分阶段时间较长，传变较缓慢，此在治疗上使其能在气分阶段得以扭转或截断是最重要的。

2. 治疗杂病

（1）痹病——"肝肾亏虚"为本，"风、寒、湿、热、瘀"为标。

痹病指正气不足，风、寒、湿、热等外邪侵袭人体，痹阻经络，气血运行不畅所导致的，以肌肉、筋骨、关节发生疼痛、麻木、重着、屈伸不利，甚至关节肿大灼热为主要临床表现的病证。西医中的颈椎病、腰椎间盘突出症等可纳入此病范畴。

颈椎病是指因椎间盘退变，刺激或压迫相邻脊髓、神经、血管和食管等组织，并引起相应的症状或体征者，属于"痹病"范畴，中医称之为"项痹病"。卢桂梅教授认为，肝肾不足乃痹病发病之本。痹症的发病基础为肝肾不足，肝肾不足导致痹症的发生。肾藏精，主骨，肝藏血，主筋，利关节，并且《素问·金匮真言论》言："东风生于春，病在肝，俞在颈项。"认为俞是人体气血出入的地方，出则与天地相通，入则与脏腑相连，少阳三焦经、少阳胆经循行均经过颈项及肩背部，少阳与厥阴相表里，故肝病亦可引起少阳经的病变。肝肾同源，肝虚则不能滋润筋脉，肾虚则不能生髓，髓海不足，水不涵木，肝阳偏亢，上扰清空，故见头晕、目眩等症。脾主肉，肝主疏泄，能够疏通、畅达全身气血，促进脾胃之气升降及精血津液的运行输布，可见肝与人体五脏六腑相关，而颈椎病的发生亦涉及人体的气血津液、筋肉皮骨。故卢桂梅教授认为肝虚则筋骨失养，肝虚则脾胃气血生化失常，少阳经脉得不到濡养，而导致颈椎病的发生，因此，治疗颈椎病以治肝为主。

然而，卢桂梅教授同时也强调风、寒、湿、热、瘀，均为此病发病之标。或长期伏案工作，或久居湿冷之地，或劳作汗出当风，或涉水冒雨、湿衣裹身，皆可令卫表不固，营卫失调，风寒湿邪外袭，且广州地处岭南，多湿多热，邪气易从寒化热，阻滞经脉，经络气血运行失常，日久成瘀，导致颈项疼痛、头晕、头痛、上肢麻木等症的发生，且瘀血久滞与湿热相搏结，故此病多缠绵难愈，易于复发。故项痹病是以肝郁为主，风湿热与瘀血互结、经络不通为标的病因病机。只有将人、病、证三者紧密相结合，才能做到治病不光是简单治疗疾病，而是以人为主，因人不同采用相应的治病方法。

腰椎间盘突出症是以腰腿疼痛、腰部活动障碍、坐骨神经痛、病变间隙棘突压痛及间歇性跛行等为主要表现的疾病。是腰腿痛的常见原因，属中医"痹症"范畴。卢桂梅教授认为这是因为肾精亏虚、肝失条达，则腰腑失养，易感受风、寒、湿邪，三气夹杂痹阻经络；且广东地处岭南，多湿多热，极易化热，加之久病必瘀，此病乃肝肾亏虚为本，风、寒、湿、热、瘀为标，因此该病多缠绵难愈。治疗上卢桂梅教授强调以补益肝肾固本，清利湿热、祛风散寒、活血通络等治标。

（2）胃痛——与肝有关，用疏肝解郁、理气和胃法。

卢桂梅教授认为，胃痛与肝有关，脾虚肝郁气滞为其主要病机。脾胃气机升降，有赖肝主疏泄调节，若饮食、情志、劳累所伤，则导致脾胃气虚，升降失司，失疏泄，则中焦气机阻滞。随着现代生活竞争日益加剧，人们工作紧张，思想压力大，容易思虑伤脾，土壅木郁，情志怫郁，导致肝气不疏，进一步乘脾犯胃，则脾气不升，胃气不降，中焦气机阻滞，日久挟滞挟湿挟瘀，而致胃脘胀满不适或疼痛，或窜及胸胁、暖气、早饱、胀气、纳呆、恶心欲呕、乏力等脾虚肝郁气滞证候。

四

医案采菁

（一）脑病篇

1. 眩晕——从"风、痰、虚"入手，主张祛痰息风、清热祛痰

眩晕是临床上的常见病症，有研究统计发现20%～30%的人经历过眩晕；60岁以上的老年人中，20%以上经历过严重的眩晕，影响其日常生活。眩晕在古代中医文献中有"眩冒""头眩""头风眩""旋运"等名称，南宋《三因极一病证方论》中"眩晕"病名始正式见于中医典籍。中医在眩晕的理论和治疗方面积累了丰富的经验，经过历代医家不断地完善和补充，逐渐形成了因风、因痰、因火、因虚等不同的病因病机理论，并创立了大量的治疗眩晕的经典方剂。

现代医家认为，眩晕发病主要责之于风、火、痰、虚，瘀血、外邪也是不可忽视的因素。卢桂梅教授临床诊治眩晕主张用平肝息风、清热祛痰法，她认为，眩晕病机较为复杂，在众多病因中风、火、痰三者最为重要，应从"肝"论治。卢桂梅教授认为，眩晕病机首先在风，分为内风及外风。内风多数是由肝火亢盛、肝阳上亢引起，叶天士云："所患眩晕者，非外来之邪，乃肝胆之风阳上冒耳，甚则有昏厥跌扑之虞。"故治疗眩晕卢桂梅教授擅长从"肝"论治。而作为广东省名中医，结合岭南地方特点，除了内风致眩，她还很重视外风在眩晕致病中的重要性，对于内风致眩，她善用刺蒺藜、钩藤等平肝息风，因外风致眩常用菊花、蔓荆子等宣透解表。这与岭南医学的发展认识一致，体现了岭南特色。遵循久病入络的学术观点，赞同叶天士所言"初为气结在经，久则血伤入络"。故治疗久病者时，卢桂梅教授喜用活血化瘀药郁金以活血、化瘀、通络。此外，广东地处岭南，元代释继洪《岭南卫生方》指出："岭南号炎热，而又濒海，地卑而图薄。炎方土薄，故阳澳之气常泄；濒海地卑，故阴湿之气常盛。"岭南气候环境多热多湿，其疾病为温热证、病从热化多，而多湿则易困脾生痰。刘完素云："风气甚而头目眩运者，由风木旺，必是金

衰，不能制木，而木复生火，风火皆属阳，多为兼化，阳主乎动，两动相博，则为之旋转。"这火邪可由忧郁恼怒，气郁化火所致，肝火上逆，扰乱清空，发为眩晕。元代朱丹溪更力倡"无痰则不作眩，痰因火动，又有湿痰者，有火痰者。"因此卢桂梅教授在认识本病的病因病机时十分重视火（热）及痰（湿），临床喜用黄芩、连翘清热，半夏化痰，广藿香化湿。而对于外感风热合并头痛患者，卢桂梅教授常用蔓荆子，因其性善走上，可疏散风热、清利头目，疗效甚佳。

◈ 医案一：痰浊上蒙型 ◈

◎ **梁某，男性，69岁。**

就诊日期： 2019年6月12日，农历：五月初十，发病节气：芒种后。

主诉： 头晕反复发作3日。

现病史： 患者3日前无明显诱因下出现头晕，呈天转地转感，卧床休息后可缓解，头晕发作时伴有行走不稳、恶心、胸闷，胃脘部不适，口苦，纳差，寐安，小便正常，大便溏。

四诊： 神志清楚，精神紧张，表情自然，双目有神，形体适中，言语清晰，语声正常，气息平顺，小便黄，大便溏，舌红苔厚白腻，脉弦数。

体格检查： 心肺未见异常，腹平软，肝、脾未扪及异常。

辅助检查： 头颅CT未见异常。血压130/80mmHg。

中医辨证分析： 患者因年老体弱，加之素来饮食不节，损伤脾胃，致脾不运化，内生痰浊，上蒙清窍，致浊阴不降，清阳不升，则眩晕；痰浊中阻，脾失健运，则恶心，胸闷，胃脘部不适，纳差，便溏，舌红苔厚白腻，脉弦数，故发本病。

中医诊断（证型）： 眩晕（痰浊上蒙）。

西医诊断： 头晕病。

治则治法： 燥湿化痰、祛风止眩。

中药方药：

蒺藜9g	菊花15g	钩藤9g	天麻9g
连翘9g	藿香9g	神曲9g	半夏9g
丹参12g	黄芩12g	白芍9g	甘草6g
豆蔻（后下）5g			

7剂，每日1剂，水煎服，早晚口服。随访1个月未发。

按语： 本案头晕反复，伴有行走不稳，恶心，胸闷，胃脘不适，口苦，加之苔厚白腻，是为痰浊上蒙之证；发病多责之于脾，辨证多从痰浊、脾虚着手，运用燥湿化痰，健脾和胃之剂施治，眩晕与脾虚湿胜有密切关系。方中半夏、黄芩燥湿化痰；豆蔻及藿香化湿、和中、止呕；天麻、钩藤、蒺藜及菊花祛风、通络、明目；白芍敛阴防燥湿太过；甘草补益、调和诸药，共奏燥湿化痰，健脾和胃之效。

医案二：肝火上扰型

◎ **黄某，女性，74岁。**

就诊日期： 2019年6月5日，农历：五月初三，发病节气：芒种。

主诉： 反复头晕3年余。

现病史： 患者3年前因食煎炸上火食物后出现头晕，呈天转地转感，自诉发作时持续头晕1分钟左右，伴有反酸、烧心、口臭、口干口苦，纳可，寐差，二便调。

四诊： 神志清楚，精神可，表情自然，双目有神，形体适中，言语清晰，语声正常，气息平顺，二便调，舌红苔薄黄干，脉滑数。

体格检查： 心肺未见异常，腹平软，肝、脾未扪及异常。

中医辨证分析： 患者因平素嗜辛辣刺激食物，肝火上炎，扰动清窍，而致头晕；肝火横行犯胃，脾胃失于健运，致湿热内生，则反酸、烧心、口臭、口干口苦；肝火上扰心神，则不寐，舌红苔薄黄干，脉滑数，故发本病。

中医诊断（证型）：眩晕（肝火上扰）。

西医诊断：头晕病。

治则治法：平肝息风、清热化湿。

中药方药：

蒺藜9g	菊花15g	钩藤12g	连翘9g
半夏9g	桑叶15g	黄芩9g	丹参9g
甘草9g	藿香12g	神曲9g	枳壳9g
海螵蛸12g	郁金9g		

7剂，每日1剂，水煎服，早晚口服。随访1个月未发。

按语：本案头晕反复，伴有反酸、烧心、口臭、口干口苦；发病多责之于肝、胃，辨证多从肝火、湿热着手，运用疏肝清热，化湿和胃之剂施治。方中半夏、藿香及神曲清热化湿、健脾和胃；郁金、海螵蛸及枳壳制酸止痛、行气活血；蒺藜、钩藤清热平肝；桑叶、菊花平抑肝阳，清利头目；黄芩、连翘清泻火热；甘草补益、调和诸药，共奏疏肝清热，化湿和胃。

医案三：痰湿阻络型

◎ **叶某，男性，60岁**。

就诊日期：2013年3月12日，农历：二月初一，发病节气：惊蛰后。

主诉：反复头晕1年余，再发伴加重1周。

现病史：患者1年前无明显诱因出现头晕，活动劳累后症状明显，伴腰腿无力，休息后症状可缓解，曾于佛山市三水区某医院治疗，行营养神经、改善脑循环、改善睡眠、调节情绪等对症治疗后，症状未见明显缓解。后予多家医院就诊，症状仍无明显缓解，为进一步康复治疗，于今日来我院门诊，门诊拟以"颈椎病"为诊断收入。入院症见患者神清，精神一般，活动后头晕，行走后摇晃不稳，腰腿酸软无力，休息后症状可缓解，心烦、失眠、小便黄、大便结。

四诊：神志清楚，精神紧张，表情自然，心情烦躁，双目有神，形体适中，言语清晰，语声正常，气息平顺，小便黄，大便结，舌暗红苔白腻，脉弦滑数。

体格检查：颈椎生理曲度变直，颈部肌肉紧张，颈椎棘突及椎旁压痛（+），叩顶试验（+），椎间孔分离试验（−），转颈试验（−），深反射正常，病理征阴性。

辅助检查：2013年3月30日 颈椎X线检查示颈椎退行性变，前纵韧带钙化。

中医辨证分析：缘患者脾胃运化失常，湿热内蕴，湿浊上扰清窍，故可见头晕，湿热内扰心神，故可见心烦、失眠。湿性趋下，湿性重浊，故可见行走失稳，腰腿酸软无力，故发本病。

中医诊断（证型）：眩晕（痰湿阻络）。

西医诊断：①颈椎病；②头晕和眩晕。

治则治法：清热除湿、化痰通络。

中药方药：

菊花9g	钩藤12g	蒺藜9g	蔓荆子12g
栀子12g	黄芩12g	法半夏9g	郁金9g
麦冬12g	竹茹9g	甘草6g	麦芽15g

7剂，每日1剂，水煎服，早晚口服。随访1个月未发。

按语：本案头晕，伴有腰腿酸软无力，心烦、失眠，小便黄，大便结，舌红，脉数，其具有"热、湿"的特性，发病多责之于脾胃与肾，辨证多从湿热着手，运用清热除烦、祛湿之剂施治。方中菊花清热为君；辅以黄芩、竹茹增强清热之效；患者心情抑郁，故以蒺藜、郁金、麦芽、栀子行气解郁除烦，清热予以滋阴，效果显著。

医案四：痰瘀阻络型

◎ **吴某，女性，67岁。**

就诊日期： 2013年10月20日，农历：九月十六，发病节气：寒露后。

主诉： 反复头晕3年余，加重伴双下肢乏力1年。

现病史： 缘患者于3年前农耕后出现头晕，眩晕感明显，伴有恶心呕吐感，予以就近社区医院静脉滴注药物后症状缓解但出现右耳失聪。3年来患者症状反复，活动受限，未住院治疗。近1年患者出现双下肢乏力，行走长时间时症状明显，曾不能单独步行，后自行康复锻炼，外院行相关检查后家属拒绝手术治疗。今日来我院就诊，拟以"颈椎病"为诊断收入我科。入院症见低头及起床时头晕明显，恶心欲呕，颈部僵硬，活动不利，双下肢乏力，耳聋，纳可眠差，二便尚调。

四诊： 患者神志清，精神疲倦，表情痛苦，双目无神，形体偏瘦，舌暗红苔厚白，脉弦滑微数。

体格检查： 颈椎生理弯曲变直，颈椎各方向活动明显受限，左右旋转约20度，左右侧屈约15度，后伸约30度，颈椎各棘间、椎旁广泛性压痛，颈1、2、3棘间压痛较明显。双侧椎旁肌肉紧张。前屈旋颈试验（+），椎间孔挤压试验（−），叩顶试验（−）。

辅助检查： 2013年7月外院行颈椎MRI检查，示C_2/C_3、C_4/C_5椎间盘突出。

中医辨证分析： 缘患者年老体弱，脾气虚弱，无以运化水湿，久而生湿生痰，脾气虚则血行无力，血脉瘀滞，情志不畅，肝气郁结，气机不畅，气滞血瘀。

中医诊断（证型）： 眩晕病（痰瘀阻络）。

西医诊断： 颈椎病。

治则治法：清热化痰、活血通络。

中药方药：

天麻9g	半夏9g	白术12g	菊花12g
钩藤9g	蒺藜9g	黄芩12g	连翘12g
丹参9g	郁金9g	豆蔻（后下）6g	白芍9g
甘草6g			

7剂，每日1剂，水煎服，早晚口服。

二诊：药后眩晕较前缓解，但双下肢乏力稍好转，纳可寐安，二便调。舌红苔薄白，脉弦。守上方去豆蔻，加上宽筋藤15g，千斤拔20g，再服7剂。随访1个月症状好转。

按语：本病以反复头晕起病，伴有恶心欲呕、眠差、舌暗红苔厚白，脉弦滑微数，发病多责之于脾与肝，辨证多从痰热、血瘀着手，运用清热化痰，祛瘀滋阴之剂施治。方中用半夏、天麻、白术化痰，湿从热化；用黄芩、连翘、菊花清热化湿；用丹参、郁金活血祛瘀；故见耳聋，用白芍、豆蔻行气柔肝；钩藤、蒺藜息风清热平肝。诸药合用，效果显著。二诊时因其恶心欲呕好转，故守方去豆蔻，虑其仍有肢体乏力，且舌红苔薄白，脉弦，故加宽筋藤、千斤拔，以达舒筋活络、祛风化瘀之效。

2. 头痛——辨清外感与内伤，法以平肝潜阳为主

头痛是指由于外感与内伤，致使脉络拘急或失养、清窍不利所引起的以头部疼痛为主要临床特征的疾病。头痛既是一种常见病证，也是一个常见症状，可以发生于多种急慢性疾病过程中，有时亦是某些相关疾病加重或恶化的先兆。本病近年来发病率呈上升趋势，尤其偏头痛，一般人群发病率达5%，流行病学调查表明，我国患病率为9.85‰，30岁以下发病者逐年增长，男女患病率之比约为1:4。相当数量的患者尤其久

治不愈者，往往求治于中医。

现代人生活节奏快，压力较大，起居常有不慎，故内伤头痛较为多见。头痛之病因多端，但多与风、火、痰、虚、瘀，以及肝、脾、肾三脏的功能失调有关。其中，又以肝与头痛的关系最为密切，所以卢桂梅教授认为，头痛的发生主要责之于肝。肝藏血，肾藏精，若肝不藏血，水谷精微不能互化，脑失所主，清窍失养可致头痛。《类证治裁》云："凡上升之气，皆从肝出。"肝主疏泄，调畅全身气机，肝失之疏泄，肝气亢奋，升发太过，肝气上逆，或肝气疏泄不及，肝气郁结，气滞血瘀，不通则痛，皆可致头痛。肝阳上亢，肝阳上扰清窍，也可致头痛。故治疗头痛宜从肝入手，可以疏肝解郁、滋阴降火、行气止痛为法。

医案一：肝肾阴虚、肝郁气滞型

◎ **牛某，女性，63岁**。

就诊日期：2019年3月16日，农历：二月初十，发病节气：惊蛰后。

主诉：左侧头痛3年余，加重伴全身酸疼1周余。

现病史：患者3年前因受情绪刺激后出现左侧头痛，呈胀痛感，曾在外院服用中药治疗，症状反复。1周前症状加重伴有全身酸疼，盗汗，恶寒，自诉心情烦躁，记忆力减退，纳一般，寐差，小便可，大便烂。

四诊：神志清楚，精神可，表情自然，双目有神，形体适中，言语清晰，语声正常，气息平顺，小便可，大便烂，舌淡红苔薄黄伴齿痕，脉弦细微数。

体格检查：心肺未见异常，腹平软，肝、脾未扪及异常。

中医辨证分析：因患者年老，肾气渐衰，天癸枯竭，冲、任二脉虚衰，精血不足，导致阴阳失衡，而乙癸同源，故肾精不足可引起肝失所养，疏泄失常，致肝郁气滞；肾阴亏损，阳无所藏，脉失于濡养，脏腑气血不相协调，故出现忧虑、闷闷不乐、记忆力减退、烦躁等症；肝郁化火，横犯于脾，脾失健运，故大便烂。舌淡红苔薄黄伴齿痕，脉弦细数，故发本病。

中医诊断（证型）：头痛（肝肾阴虚、肝郁气滞）。

西医诊断：更年期综合征。

治则治法：疏肝解郁，滋阴降火。

中药方药：

蔓荆子12g	菊花9g	茯苓15g	郁金9g
钩藤9g	连翘9g	黄芩12g	浮小麦20g
薏苡仁20g	麦冬12g	枳壳9g	车前草12g
甘草6g			

14剂，每日1剂，水煎服，早晚口服。

二诊：药后头痛、盗汗、恶寒等症状稍减轻，心情一般，现疲倦，纳差，口淡，小便少，大便微烂，舌淡红苔薄白，脉弦数。守上方去菊花、浮小麦、薏苡仁、麦冬、枳壳，加柴胡9g、蒺藜12g、丹参9g、法半夏9g、麦芽12g、太子参9g，每日1剂，水煎服，再服14剂。

三诊：服用14剂后，头痛、盗汗、恶寒等症状明显减轻，心情烦躁欠佳，口干，二便调，舌淡红苔薄白，脉弦数，守初诊处方加以巩固加栀子12g，去菊花、茯苓、薏苡仁、车前草，14剂，每日1剂，水煎服，早晚口服。随访1个月未发。

按语：本案以头痛起病，伴有全身酸疼，盗汗，恶寒，心情烦躁，记忆力减退，寐差；发病多责之于肝、肾，辨证多从气郁、肝火着手，运用疏肝解郁，滋阴降火之剂施治。方中钩藤、枳壳、郁金清热平肝，行气解郁；菊花、连翘、蔓荆子祛风止痛，清利头目；茯苓、薏苡仁、麦冬宁心健脾，滋阴润燥；黄芩、浮小麦、车前草清热泻火；甘草补益、调和诸药，共奏疏肝解郁，滋阴降火。二诊患者头痛、盗汗、恶寒等症状改善，心情稍舒畅，故守方去菊花、浮小麦、薏苡仁、麦冬、枳壳，但现疲倦，纳差，口淡，小便少，大便微烂，加之舌淡红苔薄白，脉弦数，属肝胃郁热，故加柴胡、蒺藜、丹参、法半夏、麦芽、太子参以疏肝清热、健脾和胃。三诊时头痛、盗汗、恶寒等症状明显减轻，二便调，故守初诊处方去菊花、茯苓、薏苡仁、车前草，但因其仍有心情烦躁，故加栀子以泻火除烦。

◈ 医案二：肝火上扰型 ◈

◎ **李某，男性，20岁**。

就诊日期：2018年11月9日，农历：十月初二，发病节气：立冬后。

主诉：左侧头痛反复发作4年，加重1周。

现病史：患者4年前无明显诱因下出现左侧头痛，近1周前疼痛加重，呈游走性放射痛，发作时可牵拉至耳后痛，伴有左侧耳鸣，时有恶心呕吐、眼睑浮肿、烦躁易怒，时有口腔溃疡、四肢关节酸痛，纳可，寐差，易醒，小便可，大便溏。

四诊：神志清楚，精神可，表情痛苦，心情烦躁，双目有神，双侧眼睑浮肿，形体适中，言语清晰，语声正常，气息平顺，小便可，大便溏，舌红苔薄白，脉弦数。

体格检查：心肺未见异常，腹平软，肝、脾未扪及异常。

中医辨证分析：患者因平素饮食不节，嗜辛辣饮食，致湿热内蕴，热邪侵犯肝藏，而火性上炎，扰乱清窍，故头痛，左侧耳鸣，口腔溃疡；肝火扰乱心神，则不寐；肝木乘脾，脾失健运，脾虚不能制约胞睑，则眼睑浮肿，大便溏，湿热滞留于四肢关节，则四肢关节酸痛，舌红苔薄白，脉弦数，故发本病。

中医诊断（证型）：头痛（肝火上扰）。

西医诊断：神经性头痛。

治则治法：疏肝清热，行气止痛。

中药方药：

蒺藜12g	菊花9g	钩藤12g	蔓荆子20g
连翘9g	葛根20g	桑枝20g	宽筋藤20g
栀子9g	黄芩12g	牡丹皮9g	甘草6g
延胡索12g	蒲公英9g	薄荷（后下）6g	

7剂，每日1剂，水煎服，早晚口服。

二诊： 药后头痛明显减轻，时有放射痛，耳后痛、耳鸣、恶心呕吐好转，四肢关节酸痛稍好转，小便可，大便微溏，舌红苔薄白，脉弦数。守上方去葛根、延胡索，加白术9g、泽泻9g，再服3剂。随访1个月未发。

按语： 本案以头痛起病，伴有左侧耳鸣，时有恶心呕吐、眼睑浮肿、烦躁易怒，时有口腔溃疡、四肢关节酸痛，寐差，易醒；发病多责之于肝，辨证多从气郁、肝火着手，运用疏肝清热，行气止痛之剂施治。方中蒺藜、钩藤清热平肝；菊花、连翘、蒲公英、薄荷、蔓荆子疏散风热，清利头目；葛根、牡丹皮解肌退热，生津止渴；桑枝、宽筋藤、延胡索舒筋活络，祛风止痛；栀子、黄芩清热、泻火、解毒；甘草补益、调和诸药，共奏疏肝清热，行气止痛。二诊来时头痛明显减轻，耳后痛、耳鸣、恶心呕吐、四肢关节酸痛好转，故守方去葛根、延胡索。然仍有眼睑浮肿、四肢酸痛、大便溏，有脾虚湿盛之象，便加白术、泽泻以益气健脾、利水渗湿。

3. 中风——从"风、痰、瘀、热"入手治疗

中风，又名卒中，是在气血内虚的基础上，多种诱因触发，引起脏腑阴阳失调，气血逆乱，直冲犯脑，导致脑脉闭阻或血溢脑脉之外，临床以突然昏仆、半身不遂、口舌歪斜、言语謇涩或不语、偏身麻木为主症，因其起病急骤、变化多端，与风善行而数变的特征类似，故称为中风。中医对中风的认识历史悠久，从先秦至明清时期均有关于中风的

记载，其中，中风的病名有薄厥、煎厥、偏枯、半身不遂、风痱、真中风、类中风、非风等。目前我国中风的年发病率为1.65‰～2.45‰，患病率约2.5‰，死亡率约0.8‰。地区分布有南低北高和西低东高（即北方和东部地区发病率高）的趋势及城市高于农村的特点。从年龄分布来看，85%的患者在50岁以上。性别分布中男性比例略高，男女性别比约为1.2∶1。而中风的病因病机复杂，卢桂梅教授认为，中风的发生多因气血亏虚，心、肝、肾三脏失调，复因劳逸失度、内伤积损、情志不遂、饮酒饱食或外邪侵袭等触发，导致机体阴阳失调，气血运行受阻，肌肤筋脉失于濡养；或阴亏于下，肝阳偏亢，阳化风动，血随气逆，肝阳暴涨，夹痰夹火，横窜经遂，蒙蔽清窍，而成上实下虚，阴阳互不维系的危重证候。具有起病急、变化快的特点，本病位于脑，与心、肝、脾、肾关系密切。气血不足或肝肾阴虚是致病之本，风、火、痰、瘀是发病之标，一旦遇到烦劳、恼怒、房事不节或醉酒饱食等诱因，阴阳严重失调，气血发生逆乱而致中风。

中风根据病程可分为急性期（2周内）、恢复期（2周至半年）、后遗症期（半年后）。急性期为起病早期，分为中经络和中脏腑。其中，中经络常见风痰瘀阻证、风阳上扰证；而中脏腑则分为闭证和脱证。卢桂梅教授认为，急性期患者发病多由于风、痰、瘀、热阻滞经络，使经络痹阻不通，引起肢体偏瘫，口眼歪斜等一系列症状，此时患者舌质暗红或有瘀点，苔薄黄白，脉弦，治疗应以息风化痰通络，佐以清热为治则。临床多用钩藤、地龙息风止痉，桑枝、宽筋藤舒筋活络止痛。而对于合并神昏、心烦、头痛、眩晕的中风患者，多为肝阳暴亢，风、火、痰上扰，腑气不通，故治疗以息风化痰、通腑泄热为原则。对于腑气不通、浊气上攻患者，卢桂梅教授主张用大黄通腑泄热、苦寒攻积导滞，以逐瘀通经，即釜底抽薪之法。

在中风恢复期及后遗症期，临床多分为痰瘀阻络证、气虚血瘀证、肝肾亏虚证三个证型。而卢桂梅教授结合古代医家对于中风的诊治心得及临床病例的观察，发现本期多以本虚（气虚、阴虚）为主，故卢桂梅教授此期治疗以标本兼治为则，运用"益气活血、通络化瘀"之法。临床喜用宽筋藤、夜交藤、钩藤、地龙通络行经，赤芍、地龙、当归行气活血祛瘀，亦辅以桃红、地龙、川芎等通行之品，对恢复期患者的治疗和康复效果确切。

此外，卢桂梅教授还发现部分中风后遗症的患者会出现记忆力、理解力下降的情况，西医常诊断为血管性痴呆，属于中医痴呆范畴，多由七情内伤、久病年老，导致髓减脑消、神机失用而致，是以呆傻愚笨为主要临床表现的一种神志疾病，为本虚标实之证。卢桂梅教授认为，本病之本虚主要为肾精亏虚和气血不足，标实主要为痰浊阻窍，气滞血瘀。而临床多表现为虚实相兼，主要是由于年老体衰，气血亏虚，加之病后脑髓失养，肾虚精亏，痰瘀留滞脑髓，迷蒙清窍而导致心神不明引起的一系列痴呆症状。对此，卢桂梅教授主张补气益肾活血通窍，如《医方集解·补养之剂》指出："人之精与志，皆藏于肾，肾精不足则志气衰，不能上通于心，故迷惑善忘也。"《医林改错》认为，神志痴呆乃"气血凝滞，脑气与脏腑气不接。"故以益气活血化瘀通窍为治疗原则，组成了脑灵颗粒剂，主要药物有肉苁蓉、淫半藿、黄芪、党参、川芎、三七、丹参、石菖蒲、远志、地龙、僵蚕、全蝎。以肉苁蓉、淫半藿益肾填精；黄芪、党参补气健脾；川芎、三七、丹参活血化瘀；石菖蒲、远志、地龙、僵蚕、全蝎通络开窍，全方标本兼顾，共奏益智醒脑之功。脑灵颗粒是通过专家鉴定审批制成的制剂，在医院内推广应用，疗效较佳。

医案一：气虚血瘀型

◎王某，男性，51岁。

就诊日期： 2019年6月12日，农历：五月初十，发病节气：芒种后。

主诉： 左侧肢体乏力1年半。

现病史： 患者1年半前无明显诱因下出现左侧肢体乏力，送往当地医院急诊，确诊为脑出血，经住院诊治后出院，曾服食中药、针灸等治疗，效果不理想，遂至我院门诊求诊。现左侧肢体乏力，下肢麻木为主，走路不稳，左上肢肌张力增高，不能自控，自诉气短，伴有腰部酸痛，纳寐可，小便调，大便二日一行。

四诊：神志清楚，精神紧张，表情自然，双目有神，形体适中，行走不稳，左上肢屈伸不利，言语清晰，语声正常，气息平顺，小便黄，大便溏，舌红苔厚白腻，脉弦数。

体格检查：心肺未见异常，腹平软，肝、脾未扪及异常，血压140/85mmHg。左上肢肌张力2级，双侧肢体肌力正常。

辅助检查：外院头颅CT示右侧丘脑及基底节区脑梗死。

中医辨证分析：患者因脑部瘀血内停，病情迁延不愈以致气虚运血无力，气血津液不能充养肢体，经脉筋骨失于濡养，故气短、左侧肢体乏力、麻木、腰部酸痛。舌暗红苔薄黄，脉弦数，故发为病。

中医诊断（证型）：中风后遗症（气虚血瘀）。

西医诊断：脑梗死。

治则治法：活血祛瘀，强筋通络。

中药方药：

太子参9g	黄芩12g	钩藤12g	丹参9g
三七10g	赤芍12g	宽筋藤20g	千斤拔20g
郁金9g	地龙9g	牛大力20g	鸡血藤12g
桑枝20g	甘草6g		

15剂，每日1剂，水煎服，早晚口服。

二诊：左侧肢体有少许力量，行走缓慢，走路尚稳，腰部酸痛尚有，现伴有口干，舌尖红苔薄黄，脉弦数。左上肢肌张力1+级，心肺未见异常，血压135/85mmHg，守上方去郁金、太子参，加连翘9g，再服15剂，每日1剂，水煎服，早晚口服。

三诊：左侧肢体活动尚可，行走缓慢，走路尚稳，腰部酸痛减轻，舌尖红苔薄白，脉弦数。左上肢肌张力1级，能自控，心肺未见异常，血压130/85mmHg，守上方再服用15剂以强筋活络，随访1个月症状稳定。

按语：本案以左肢乏力就诊，伴有腰部酸痛，下肢麻木为主，走路不稳。发病多责之于肝、脾、肾。辨证多从气血经络着手。运用活血祛瘀，强筋活络之剂施治。方中丹参、三七、赤芍、鸡血藤、郁金、太子参活血通经，祛瘀止痛；钩藤、黄芩、地龙清热定喘；桑枝、宽筋藤、千斤拔通利关节、强筋通络；甘草补益，调和诸药，共奏活血祛瘀，强筋活络。二诊时左侧肢体乏力减轻，行走缓慢，走路尚稳，故守方去郁金、太子参，因其腰部酸痛尚有，且伴有口干，舌尖红苔薄黄，脉弦数，为火热之象，故加连翘以清热泻火。三诊患者左侧肢体活动尚可，腰部酸痛减轻，加之左上肢肌张力好转，能自控，故守上方再服。

医案二：气虚痰瘀型

◎**何某，女性，75岁。**

就诊日期：2019年2月27日，农历：正月廿三，发病节气：雨水后。

主诉：左侧肢体乏力1年半。

现病史：患者在2019年1月4日因脑梗死住院，达出院标准出院后逐至我院门诊求诊。现左侧肢体乏力，伴口角歪斜，行走不稳，自诉不清醒，伴有痰多，痰黄黏稠，难以咯出，胃纳可，夜寐差，小便黄，大便可。

四诊：神志清楚，精神可，口角歪斜，双目有神，形体适中，行走不稳，言语清晰，语声正常，气息平顺，小便黄，大便可，舌暗红苔厚黄腻，脉沉细。

体格检查：心肺未见异常，腹平软，肋、脾未扪及异常。血压160/100mmHg。左侧上肢肌力3+级，下肢4级，肌张力正常；右侧肢体肌力、肌张力正常。

辅助检查：外院头颅CT示右侧岛叶、丘脑及基底节区脑梗死。

中医辨证分析：患者因年过七旬，肝肾渐亏，而脾肾气虚，运血无力，则脑脉瘀阻，脾气无力运化水湿，湿阻日久，聚而成痰，痰瘀互结，则左侧肢体乏力，伴口角歪斜，痰多，舌暗红苔厚黄腻，脉沉细，故发本病。

中医诊断（证型）：中风后遗症（气虚痰瘀）。

西医诊断：脑梗死。

治则治法：活血祛瘀，扶正通络。

中药方药：

丹参12g	黄芩12g	钩藤9g	地龙9g
连翘9g	赤芍12g	宽筋藤20g	桑枝20g
三七10g	红花9g	牛大力20g	鸡血藤15g
甘草6g	千斤拔15g		

7剂，每日1剂，水煎服，早晚口服。

二诊：药后诉头脑清醒，左侧肢体，口角歪斜症状减轻，痰少，因受风热后出现咽喉痛，胃寐可，二便调。舌红苔微黄，脉弦数。左侧上肢肌力4+级，下肢5级。血压140/80mmHg。守上方去丹参、牛大力、鸡血藤、千斤拔，加麦冬9g、浙贝母12g，再服7剂，每日1剂，水煎服，早晚口服。

三诊：7日药后，左侧肢体，口角歪斜症状好转，胃可，寐一般，二便调。舌暗红苔厚白微黄，脉弦数。血压135/85mmHg。守上方去麦冬、浙贝母，加菊花9g、丹参9g、郁金12g、全蝎6g，再服7剂，每日1剂，水煎服，早晚口服。随访1个月症状稳定。

按语：本案以左侧肢体乏力为主诉，伴有口角歪斜，行走不稳、痰多、寐差、小便黄；发病多责之于肝、肾，辨证多从气虚、痰瘀着手，运用活血祛瘀，扶正通络之剂施治。方中丹参、三七、鸡血藤、赤芍、红花活血补血，化瘀止痛；千斤拔、牛大力强筋壮骨；钩藤、地龙清热平肝；菊花、连翘、薄荷、蒲公英、蔓荆子疏散风热，清利头目；桑枝、宽筋藤舒筋活络止痛；甘草补益、调和诸药，共奏活血祛瘀，扶正通络之功。二诊时患者头脑清醒，左侧肢体及口角歪斜改善，故守方去丹参、牛大力、鸡血藤、千斤拔，但现因受外邪致咽喉痛，舌红苔黄，脉弦数，为风热犯肺之象，故加麦冬、浙贝母以养阴润肺、疏风清热。三诊诉左侧肢体，口角歪斜好转，无咽喉痛，故守上方去麦冬、浙贝母，因其舌暗红苔厚白微黄，脉弦数，为瘀热内阻，故加菊花、丹参、郁金、全蝎以清热活血、祛瘀通络。

医案三：气虚血瘀型

◎张某，男性，40岁。

就诊日期：2019年2月27日，农历：正月廿三，发病节气：雨水后。

主诉：右侧肢体乏力1年余。

现病史：患者1年前无明显诱因下出现头晕伴右侧肢体乏力，经住院治疗后稍好转，确诊为脑出血，遂至我院门诊求诊。现右侧肢体乏力，走路不稳，需要搀扶，伴有右侧肢体关节酸痛，踩棉花感。神清，精神差，表情自然，面色正常，行走不稳，需要搀扶，形体适中，言语清晰，语声正常，气息平顺，纳可，寐差，二便调。

四诊：神志清楚，精神紧张，表情自然，双目有神，形体适中，行走不稳，需要搀扶，言语清晰，语声正常，气息平顺，二便调，舌暗红苔黄腻，脉弦数。

体格检查：心肺未见异常，腹平软，肝、脾未扪及异常。血压140/85mmHg。右侧上肢肌力3级，下肢3+级，肌张力正常。

辅助检查：外院头颅MR示左侧颞叶及基底节脑软化灶形成。

中医辨证分析：患者因久病气虚运血无力，脑脉瘀阻，气血涩滞，致半身不遂，肢体关节酸痛，走路不稳，踩棉花感；血瘀日久，郁而化热，热扰心神，以致寐差。舌暗红苔黄腻，脉弦数，发为本病。

中医诊断（证型）：中风后遗症（气虚血瘀）。

西医诊断：脑出血后遗症。

治则治法：益气活血，扶正祛邪。

中药方药：

太子参9g　黄芩12g　钩藤9g　丹参12g

三七10g　赤芍12g　宽筋藤20g　千斤拔20g

地龙9g　牛大力20g　甘草6g　桑枝20g

14剂，每日1剂，水煎服，早晚口服。

二诊：现右侧肢体较2周前有力，右侧肢体关节酸痛明显好转，右侧足背、脚踝乏力较明显，走路仍然需要搀扶，右侧上肢肌力4级，下肢4级，纳可，寐安，舌红苔白腻，舌边伴有齿痕，脉弦。守上方去太子参、桑枝，加枳壳10g、麦芽20g。再服14剂，每日1剂，水煎服，早晚口服。随访1个月，肢体基本活动自如，生活可自理，可自行走动，不需要搀扶。

按语：本案以右侧肢体乏力为主诉，伴右侧肢体关节酸痛，踩棉花感；发病位多责之于肝、肾，与心有关，属阴阳失调，气血逆乱。辨证多从气虚、血瘀入手，运用益气活血，扶正祛邪之剂施治，方中太子参益气生津，钩藤、地龙息风止痉，宽筋藤、牛大力、千斤拔舒经活络，赤芍、三七、丹参活血化瘀，桑枝、黄芩清发郁热、通利关节，甘草补益、调和诸药，共奏益气活血，扶正祛邪之效。二诊右侧肢体乏力减轻，酸痛明显缓解，故守方去太子参、桑枝，但右侧足背、脚踝乏力较明显，走路仍需搀扶，加之舌红苔白腻，舌边有齿痕，脉弦。为脾虚湿盛，气血不足之象，故加枳壳、麦芽行气健脾祛湿。

医案四：气虚血瘀型

◎**吴某，女性，59岁。**

就诊日期：2014年3月6日，农历：二月初六，发病节气：惊蛰后。

主诉：左侧肢体乏力近2个月。

现病史：缘患者2014年1月15日步行时自觉乏力，送至外院诊断为脑梗死，住院期间因检查出心脏二尖瓣重度狭窄，随后行二尖瓣置换术，手术顺利，后经抗炎、补液、强心、利尿等治疗后病情好转出院，仍遗留左侧肢体乏力偏瘫，为进一步康复治疗遂来我院，症见患者左侧肢体乏力，左上肢挛屈内收，不能行走，伴有口干，纳可眠差，二便尚调。

四诊：神清，精神疲倦、焦虑，表情自然，双目无神，形体适中，不能行走，言语清晰流利，语声正常，气息平顺，二便尚调，舌淡紫苔薄白干黄，脉结滑数。

体格检查：汉密尔顿抑郁量表评分36分，严重抑郁。左侧上肢肌力1级，下肢3-级，肌张力正常；右侧肢体肌力肌张力正常。感觉功能及共济运动尚可。左巴氏征（+），脑膜刺激征（-）。

辅助检查：2014年2月17日，外院头颅CT示右侧海马、岛叶、丘脑及基底节区脑梗死。

中医辨证分析：患者久病气血虚弱，血少津伤，久则运行不畅，血少则生风，肝风夹血，瘀血阻滞肢体经络，则见肢体乏力，阴虚生热，热扰心神，故发本病。

中医诊断（证型）：中风恢复期（气虚血瘀）。

西医诊断：①脑梗死（恢复期）；②风湿性心脏病，心功能3级。

治则治法：息风清热，养阴，活血通络。

中药方药：

宽筋藤30g	北沙参15g	麦冬12g	栀子12g
丹参9g	地龙9g	钩藤12g	郁金12g
柏子仁9g	夜交藤15g	三七粉1g	赤芍12g
甘草6g	黄芩12g		

14剂，每日1剂，水煎服，早晚口服。

二诊：左侧肢体乏力减轻，现在搀扶下可行走，纳、寐可，故守上方去柏子仁、夜交藤，再服14剂，随访1个月，肢体乏力症状好转，可自行走路。

按语：本病以左侧肢体乏力起病，伴有口干、眠差，舌淡紫苔薄白干黄，脉结滑数，发病多责之于肝、肾，辨证多从阴虚、血瘀着手，运用息风清热，养阴，活血通络之剂施治。本方宽筋藤、夜交藤、钩藤、地龙通络行经，其中夜交藤、柏子仁兼以安神，沙参、麦冬养阴，栀子、黄芩、郁金清热，加以三七、赤芍活血通络，佐以甘草调和药性，诸药共享，效果显著。二诊时虑其夜寐尚可，故守方去柏子仁、夜交藤。

医案五：风痰阻络夹热

◎**黎某，女性，76岁。**

就诊日期：2014年3月28日，农历：二月廿八，发病节气：春分后。

主诉：左侧肢体乏力伴关节疼痛1月余。

现病史：缘患者1月余因腹部不适到外院治疗，当晚21时左右出现左侧肢体乏力，言语不清，饮水呛咳，无意识不清，头颅MRI示右侧脑梗死。予改善脑循环、抗凝等治疗，左侧肢体乏力减轻后出院，为进一步康复治疗，于今日来我院门诊就诊。症见患者左侧肢体乏力，左肩关节至左手指关节肿胀疼痛，活动不利，夜间盗汗，口干口酸，纳眠欠佳，二便调。

四诊：神清，精神疲倦，表情自然，双目少神，形体适中，左侧肢体关节肿胀，活动不利，言语清晰流利，语声正常，气息平顺，二便调，舌暗红苔黄白干，脉弦滑微数。

体格检查：左上肢肌力1级，左下肢肌力4级；右侧肌力正常。左上肢肌张力降低，左侧深反射正常；踝阵挛（-）；左巴氏征（-），霍夫曼征（-）。

辅助检查：2014年2月外院头颅CT检查，示右侧基底节区及颞叶脑梗死，双侧基底节、放射冠区腔隙性脑梗死。

中医辨证分析：缘患者肝肾阴虚，阴虚内热，以致肝风内动，加之患者年老体弱，气血不足，气虚则血行不畅，肝风夹痰，阻滞经络，脾虚水湿，湿从热化，湿热流注关节经络，故见关节疼痛，活动不利，故发本病。

中医诊断（证型）：中风恢复期（风热瘀阻夹热）。

西医诊断：脑梗死（恢复期）。

治则治法：清热息风，活血通络，兼以除湿。

中药方药：

桑枝15g	钩藤9g	宽筋藤15g	黄芩9g
忍冬藤15g	连翘9g	威灵仙12g	地龙9g
赤芍12g	延胡索12g	三七粉1g	甘草6g

14剂，每日1剂，水煎服，早晚口服。

二诊：左侧肢体乏力减轻，关节肿胀明显缓解，关节疼痛稍有缓解，二便调，舌红苔黄，脉弦微数。故守上方去桑枝，加威灵仙20g，再服7剂。随访1个月症状明显缓解。

按语：本病以左侧肢体乏力疼痛起病，伴有夜间盗汗，口干口酸，纳眠欠佳，舌暗红苔黄白干，脉弦滑微数。发病多责之于肝、肾，辨证多从湿热、痰瘀着手，运用清热息风，活血通络，兼以除湿之剂施治。方中黄芩、连翘清热，钩藤、宽筋藤疏经通络，加以忍冬藤疏风之效，延胡索、赤芍、三七活血行气，桑枝、威灵仙祛湿，配以甘草调和诸药，标本兼治。二诊时因其左侧肢体乏力减轻，关节肿胀疼痛缓解，故守方去桑枝，虑其仍有风湿留于经络，且二便调，舌红苔黄，故加威灵仙以达祛风除湿、通经活络之效。

医案六：风痰阻窍、痰瘀互结型

◎**李某，男性，52岁。**

就诊日期：2013年12月13日，农历：十一月十一，发病节气：大雪后。

主诉：左侧肢体乏力2月余，加重1周。

现病史：缘患者于2月前情绪激动时突发左侧肢体乏力，无昏迷，无恶心呕吐，肢体不稳、肢体抽搐、口角抽搐，被家人送至外院，行头颅CT检查，示右侧基底节区脑出血，并破入脑室，并在神经外科行右颞部锥颅置管血肿抽吸引流+颅内压检测探头植入术。经治疗患者症状好转后出院，但仍遗留左侧肢体乏力，不能站立行走，为求进一步康复治疗于今日到我院门诊就诊，遂以"脑出血恢复期"为诊断收入我科。入院症见左侧肢体乏力，活动欠佳，可在家属帮助下坐立转侧，不能自行行走，晚上时有躁动，饮水无呛咳，纳眠欠佳，大小便尚可。既往高血压病史多年。

四诊：患者神清，精神疲倦，双目无神，形体适中，左侧肢体乏力，活动欠佳，不能自行行走，懒言少语，舌暗红苔黄白厚，脉弦滑数。

体格检查：鼻唇沟稍变浅，口角稍向左歪斜，伸舌右偏，左侧肢体肌力1级。

辅助检查：外院CT检查，示右侧基底节区脑出血，并破入脑室。

中医辨证分析：缘患者阴虚火旺，以致肝阳上亢，迫血妄行，血溢脉外，日久化瘀，经脉痹阻，故见肢体乏力，阳气妄动，加之脾虚痰湿内生，痰热互结，扰乱心神，故见躁动难眠，故本病乃风、热、痰、瘀夹杂所致。

中医诊断（证型）：中风恢复期（风痰阻窍、痰瘀互结）。

西医诊断：脑出血恢复期。

治则治法：清热息风，祛瘀通络。

中药方药：

黄芩9g	栀子12g	地龙9g	钩藤9g
连翘12g	麦冬9g	水牛角12g	郁金9g
枳实6g	丹参10g	鸡血藤15g	宽筋藤15g
三七粉2g	甘草6g		

14剂，每日1剂，水煎服，早晚口服。

二诊：药后情绪较前平稳，左侧肢体乏力感较前减轻，纳可寐差，二便调，守上方加夜交藤20g，再服14剂。

三诊：情绪缓和，左侧肢体乏力感明显好转，走路仍然需要搀扶，口角歪斜症状减轻，夜寐安，守上方去郁金、栀子、夜交藤，加千斤拔20g。再服14剂。随访1个月，肢体力量恢复，可自行缓慢走动，口角歪斜稍有改善。

按语：本病以左侧肢体乏力起病，伴有晚上躁动、纳眠欠佳，舌暗红苔黄白厚，脉弦滑数，发病多责之于肝、肾与脾，辨证多从风、热、痰、瘀着手，运用清热息风，祛瘀通络之剂施治。此方运用黄芩、连翘清热，栀子清心火，钩藤、地龙平肝息风，同时治风先治血，血行风自灭，用水牛角、郁金、丹参凉血以息风，并用鸡血藤、宽筋藤活血祛瘀通络。诸药合用，效果显著。二诊时患者虽然左侧肢体乏力感较前减轻，但夜寐差，故加夜交藤以养心安神、祛风通络。三诊时患者情绪缓和、夜寐安，故守方去郁金、栀子、夜交藤。虑其走路仍然需要搀扶，且仍有口角歪斜症状，故加千斤拔以期消瘀祛风之效。

医案七：痰瘀阻络型

◎ **周某，女性，82岁。**

就诊日期：2014年4月12日，农历：三月十三，发病节气：清明后。

主诉：右侧肢体乏力伴言语不能5月余。

现病史：缘患者于2013年12月12日吃饭时突发言语不能，右侧肢体乏力，双目呆滞上视，由家人送至第一家医院急诊科，急查头颅CT（电子计算机断层扫描）提示左侧多发脑梗死，并收入院治疗，予以控制血压、营养神经、改善循环等对症处理，病情好转后出院。后曾先后至我院、第三家医院康复治疗，仍遗留偏瘫症状，现为求系统康复治疗，由门诊拟"脑梗死恢复期"为诊断收入我科。入院症见右侧肢体乏力，右上肢不能抬举，右下肢痉挛屈，言语不能，吞咽困难，留置胃管，口眼歪斜，偶有咳嗽咳痰，二便失禁，眠差。既往高血压病史多年，右侧脑梗死病史2年，现遗留右侧肢体轻微乏力，2型糖尿病病史3年。

四诊：患者神清，精神疲倦，双目呆滞，口眼歪斜，形体适中，右侧肢体乏力，右上肢为甚不能抬举，右下肢痉挛屈，活动欠佳，不能自行行走，言语不能，舌暗苔白腻，脉弦滑。

体格检查：混合性失语，饮水呛咳，鼻唇沟右侧变浅，口角向右歪斜，右侧肢体肌力1级，右巴氏征（+）。

辅助检查：2013年12月18日，头颅MRI（磁共振成像）示①左侧额叶、颞叶、顶叶及岛叶（左侧大脑中动脉供血区）急性脑梗死并少量渗血，右侧丘脑陈旧性腔隙性脑梗死，脑白质变性，老年性脑萎缩，双侧中二乳突炎。②右侧额部异常结节灶，考虑脑膜瘤。

中医辨证分析：缘患者老年女性，素体亏虚，脾肾不足，脾气不升，肺气不降，湿浊内生，易化成痰，痰久郁积，气血运行不畅，日久化瘀阻经络，故见肢体乏力，痰浊上扰清窍，故见言语不能。

中医诊断（证型）：中风后遗症（痰瘀阻络）。

西医诊断：脑梗死恢复期。

治则治法：祛风化痰，活血通络。

中药方药：

竹茹12g　　枳实6g　　陈皮9g　　法半夏9g

茯苓15g	炙甘草6g	桃仁9g	熟地黄15g
当归9g	地龙9g	川芎9g	红花6g
白芍12g	僵蚕9g		

14剂，每日1剂，水煎服，早晚口服。

二诊：药后能自主睁眼，右侧肢体乏力较前稍好转，纳可寐差。守上方去僵蚕、加牛大力20g，再服7剂。

三诊：左侧肢体活动尚可，行走缓慢，还要人扶助，守上方再服14剂。随访1个月，症状尚算稳定。

按语：本病以右侧肢体乏力起病，伴有口眼歪斜，咳嗽咳痰，二便失禁，眠差。加之舌暗苔白腻，脉弦滑，发病多责之于脾与肾。辨证多从痰瘀着手，运用祛风化痰，活血通络之剂施治。此方运用桃仁、当归、红花、川芎补气血，气行则血行。用僵蚕、地龙活血通络。竹茹、枳实、陈皮、法半夏行气化痰。诸药合用，共奏奇效。二诊时患者右侧肢体乏力较前稍好转，寐差，故守方去僵蚕，虑其体虚，瘀阻经络，故加牛大力，以补虚强筋活络。三诊时患者整体好转，故守上方继服，以期康复。

医案八：风热痰瘀型

◎**蔡某，女性，55岁。**

就诊日期：2014年3月14日，农历：二月十四，发病节气：惊蛰后。

主诉：意识不清伴痰多质稠5月余。

现病史：缘患者2013年10月25日晚与家人聚餐时突然昏迷，由家人急呼"120"至第一家医院，急查头颅CT示左侧基底节出血，行钻孔引流术后予营养神经、营养心肌等对症治疗，出院后于第二家医院、我院及第四家医院等多家医院行促醒、营养神经等治疗，经治疗后，患者仍神志不清，醒状昏迷，为进一步康复治疗，于今日来我院门诊，门诊拟

"脑出血（恢复期）"为诊断收入。入院症见右侧肢体无明显活动，左侧肢体屈曲，气管切开，痰多痰黄，质黏量多，小便可，大便难。

四诊：患者意识不清，醒状昏迷，双目无神，形体适中，右侧肢体无明显活动，不能自行走动，言语不能，舌暗红苔薄白干。高血压病史6年，服用卡托普利降压，现血压控制尚可。

体格检查：左侧肢体可见自主活动，左上肢肌力3级，左下肢肌力3级；右侧肌力1级，肌张力增高。深反射亢进，踝阵挛（－），双侧巴氏征（－），霍夫曼征（－），脑膜刺激征（－）。

辅助检查：2013年10月，头颅CT示左侧颞叶及基底节脑软化灶形成。

中医辨证分析：缘患者肝肾不足，阴虚不足，阴虚风动，阴虚阳亢，加之脾虚生痰，痰从热化，痰迷心窍，故见意识不清，患者久病，气血亏虚，运行不畅，久而化瘀，发为本病。

中医诊断（证型）：中风后遗症（风热痰瘀）。

西医诊断：①脑出血（恢复期）。②高血压病3级，极高危组。

治则治法：清热养阴，化痰开窍，通络。

中药方药：

黄芩12g	麦冬9g	水牛角12g	天竺黄3g
郁金9g	石菖蒲6g	地龙9g	钩藤12g
三七粉1g	丹参9g	鸡血藤15g	红花6g
甘草6g	北沙参15g		

10剂，每日1剂，水煎服，早晚口服。

二诊：药后左侧肢体肌力较前好转，活动范围较前增大，痰多质稠较前明显改善好转。守上方去郁金，加半夏10g，再服14剂，症状尚算稳定。

按语：本病以急发昏迷起病，伴有痰多痰黄，质黏量多，大便难，舌暗红苔薄白干，发病多责之于肝、肾，辨证多从阴虚、痰热着手，运用清热养阴，化痰开窍，通络之剂施治。此方运用黄芩、郁金清热、麦冬、北沙参滋阴，配以水牛角以加强清热凉血之功，石菖蒲以开窍化痰，钩藤、地龙以通络行气，与三七、鸡血藤、红花，丹参共行气活血，佐以甘草调和诸药，效果显著。二诊时因患者左侧肢体肌力较前好转，活动范围较前增大，故守方去郁金，虑其痰多且质稠，故加半夏以达燥湿化痰之功效。

医案九：痰瘀阻络型

◎陈某，男性，62岁。

就诊日期：2014年3月27日，农历：二月廿七，发病节气：春分后。

主诉：右侧肢体乏力5年，加重伴言语不清2月余。

现病史：患者5年前脑梗死病史，遗留右侧肢体乏力，但可自行行走，生活基本自理。2月前，无明显诱因出现右侧肢体乏力加重，患者活动不利，伴言语不清，家属送其至第一家医院神经内科，行头颅检查，示新发脑梗死，行营养神经、稳定斑块、抗凝及康复治疗后出院。出院后于第二家医院、我院、第四家医院行相关康复治疗，经治疗后患者仍遗留右侧肢体乏力，言语不清，现为进一步康复治疗，于今日来我院门诊，门诊拟"脑出血（恢复期）"为诊断收入。入院症见右侧肢体乏力，活动不利，扶持下可坐起，生活不能自理，言语不清，饮水无呛咳，时有咳嗽咳痰，纳、眠可，小便可，大便难解，舌暗淡苔白腻，脉弦涩。

四诊：患者神志清楚，精神一般，形体适中，右侧肢体乏力，活动不利，扶持下可坐起，生活不能自理，言语不清，舌暗淡苔白腻，脉弦涩。高血压病史8年，最高血压180/103mmHg，目前服用硝苯地平，血压控制尚可。

体格检查：言语不能，右侧肌张力增高，肌腱反射亢进，右上肢肌力1级，右下肢肌力2+级；左侧肌力4+级，肌张力正常。踝阵挛（－），双侧巴氏征（－），霍夫曼征（－），脑膜刺激征（－）。

辅助检查：2014年头颅MRI检查，示脑桥、中脑、左侧大脑脚、双侧基底节区、反射冠区、半卵圆及双侧大脑半球白质多发梗死灶、皮层下动脉硬化性脑病，脑萎缩，部分空蝶鞍。

中医辨证分析：缘患者年老体弱，发病日久，五脏功能日渐衰弱，脾胃气虚，水湿运化失常，久而聚湿气生痰，痰浊上饶清窍，气虚则血行不畅，久而瘀血内停，痰瘀互结，肢体脑络失养，故患者肢体乏力，言语不清。

中医诊断（证型）：中风后遗症（痰瘀阻络）。

西医诊断：①新发脑梗死（恢复期）；②脑梗死后遗症；③高血压病4级，极高危组。

治则治法：健脾祛痰，祛瘀通络。

中药方药：

赤芍9g	川芎9g	当归12g	地龙9g
黄芪15g	桃红9g	红花9g	厚朴9g
丹参9g	怀牛膝12g	火麻仁12g	牡丹皮12g

14剂，每日1剂，水煎服，早晚口服。

二诊：药后能右侧肌力增强，右上肢可做无阻力运动，二便调。守上方去火麻仁，加牛大力20g、半夏9g，再服14剂。

三诊：药后右侧肢体症状改善，活动尚可独自完成，能自理，语言可用单词表述，守上方再服14剂，随访1个月症状稳定。

按语：本病以右侧肢体乏力起病，伴有言语不清、咳嗽咳痰、大便难解，舌暗淡苔白腻，脉弦涩，故发病多责之于脾、胃与肾，辨证多从痰湿、血瘀着手，运用健脾祛痰，祛瘀通络之剂施治。此方运用赤芍、地龙、当归行气活血祛瘀，又用桃红、地龙、川芎等通行之品，再以怀牛膝引血下行，火麻仁行瘀以滋润而不伤阴，诸药合用，共奏奇效。二诊时患者大便已然正常，故守方去火麻仁，虑其肌力尚未完全恢复，故加牛大力、半夏，以通筋活络，化痰祛瘀。三诊时好转整体情况已有好转，故守上方继服，以期痊愈。

4. 高血压病——平肝潜阳为主要治法

现代医学认为高血压病的典型症状包括头痛、疲倦或不安、心律失常、心悸耳鸣等。而高血压病目前在中医里仍没有特定的病名，但可归属于中医学"风眩""眩晕""头痛"等病证范畴，在临床实践中，常根据临床症状予以命名，伴眩晕为主者命之"眩晕"，伴头痛为主者命之"头痛"。随着我国居民生活水平的日益提高，高血压患病人数呈不断增高趋势。根据2016年全球高血压患病人群的研究报告，从2000年到2010年全球已有31.1%（约13.9亿人）高血压病患者，而高血压病在5类人群中易发：有家族史的人群；情绪易激动的人群，因交感神经兴奋导致肾上腺素水平上升引起血压升高；"重口味"（指摄入盐量偏高）的人群；嗜酒人群；工作或生活压力大的人群。中医《灵枢·脉论》中早有类似疾病记载，"黄帝曰：脉之应于寸口，如何而胀？岐伯曰脉大坚以涩者，胀也""营气循脉，卫气逆为脉胀"。

中医认为痰湿中阻、瘀血阻滞、热毒炽盛、痰瘀阻络已成为现代高血压疾病的重要病因病机，故治疗高血压病常运用化痰祛湿、活血化瘀、清热解毒、化痰祛瘀之法。而卢桂梅教授在临床诊治中总结发现，肝肾阴虚，阴不摄阳，虚阳上扰，是岭南之地高血压病常见的病机，故卢桂梅教授认为，高血压病的治疗当以平肝潜阳为主，佐以滋阴之法。临床多用蒺藜、钩藤之物以清热平肝，用菊花、石决明以求泻火、清利头目之功。也有患者以痰瘀为主要表现，卢桂梅教授亦辨证施治、灵活处理，治疗根据其证型以健脾益气，化痰祛瘀，疏理气血，往往都能取得较好的临床效果。

医案：肝阳上亢型

◎**严某，男性，48岁。**

就诊日期： 2019年11月6日，农历：十月初十，发病节气：霜降后。

主诉： 发现患高血压病2月余。

现病史： 缘患者2月前到外院进行体查后发现血压155/90mmHg，患者告知不愿服用西药，现到我院门诊求诊，症见头晕伴耳鸣，口干欲饮，纳可，夜寐差，易惊醒，二便调。

四诊： 神志清楚，精神可，表情自然，面色潮红，双目有神，形体适中，言语清晰，语声正常，气息平顺，二便调，舌尖红苔薄白干，脉弦。

体格检查： 心肺未见异常，腹平软，肋、脾未扪及异常，血压158/90mmHg。

中医辨证分析： 患者因平素生活规律不节，导致肾阴亏虚，水不涵木，肝木失荣，则肝阳上亢，出现头晕伴耳鸣，口干欲饮；肾阴不足，阴精不能上承，则心火偏亢，出现夜寐差，易惊醒，舌尖红苔薄白干，脉弦，故发本病。

中医诊断（证型）： 脉胀（肝阳上亢）。

西医诊断： 高血压病1级。

治则治法： 平肝潜阳，清热凉血。

中药方药：

菊花12g	蒺藜12g	茯苓15g	钩藤9g
栀子12g	连翘9g	黄芩12g	泽泻9g
水牛角30g	牡丹皮12g	麦冬9g	石决明30g
郁金9g	甘草6g		

7剂，每日1剂，水煎服，早晚口服。随访半月血压132/82mmHg。

按语： 本案以头晕为主诉，伴耳鸣，口干欲饮、寐差，易惊醒。发病多责之于肝、肾，辨证多从肝阳、肾阴着手，运用平肝潜阳，清热凉血之剂施治。方中蒺藜、钩藤清热平肝；菊花、连翘、石决明泻火平肝，清利头目；茯苓、泽泻、麦冬、郁金、水牛角宁心定惊，养阴生津；栀子、黄芩清热，泻火，解毒；甘草补益、调和诸药，共奏平肝潜阳，清热凉血。

5. 不寐——注重肝、心、肾的调理，滋阴降火，交通心肾

失眠属于中医的"不寐"范畴，在现存的医学文献中，有关此类病症的最早记载见于马王堆汉墓出土的《足臂十一脉灸经》和《阴阳十一脉灸经》，将本证称为"不卧""不得卧"和"不能卧"。在《难经》中失眠症被称为"不寐"，随着社会生活节奏的加快，工作带来的压力，人的思想复杂化等都会引起失眠症的发生。有统计发现，全球每10～12人中就有1人患失眠症。美国失眠发生率为32%～35%，据不完全统计，中国有25%的中老年人和16.7%的青年人有不同程度的失眠。失眠症多属于现代医学的神经衰弱症（脏腑器质性病变继发失眠除外），本病的发病率很高，严重影响人们的身体健康，影响人们的生活质量和工作效率。

卢桂梅教授治疗失眠时重视脏腑辨证，《灵枢·邪客篇》中对"目不瞑"提出了具体的治法"补其不足，泻其有余，调其虚实，以通其道，而去其邪恶……阴阳已通，其卧立至。"故邪在脾则益气健脾；在心则益智安神，清心静心；在肝则平肝潜阳；在肾则交通心肾；在肺则化痰行气为主。卢桂梅教授认为，脾胃失调是造成失眠症的重要诱因，注重肝、心、肾的调理，滋阴降火，交通心肾，人之睡眠以机体阴阳和谐为本，以平为期，使机体恢复"阴平阳秘"的健康状态，是治疗失眠的根本方法。卢桂梅教授以多年临床经验并结合现代人失眠的特点，以酸枣仁、柏子仁为君药，酸枣仁性平，味甘、酸，能补血养肝，益心安神，敛汗，现代药理研

究表明，酸枣仁具有显著的镇静、催眠作用，《本草纲目》记载柏子仁"养心气，润肾燥，安魂定魄，益智宁神；烧沥，泽头发，治疥癣"；远志、夜交藤为臣药以益智安神；珍珠母、龙骨为佐药以重镇安神、育阴潜阳；黄连、麦冬、百合、白芍、丹参、栀子为使药以清热养阴安神，而研制出健脑宁神颗粒。卢桂梅教授认为失眠症的发生主要是由于心理因素引发的脏腑失和，在调理脏腑的同时可以改善人的情绪及生存质量，本着治病求本的理念，从调理脏腑阴阳平衡这一根本入手。停药后复发机会少，无依赖性，这方面西药略胜一筹。

医案一：肝肾阴虚型

◎ **文某，男性，62岁。**

就诊日期： 2018年3月16日，农历：正月十九，发病节气：惊蛰后。

主诉： 夜寐梦多1月余。

现病史： 患者1月前无明显诱因下出现夜寐梦多，伴有心烦，急躁易怒，腰膝酸软。既往有高血压病史。

四诊： 神志清楚，精神差，表情自然，双目有神，形体适中，言语清晰，语声正常，气息稍急，小便黄，大便正常，舌暗红苔薄白微黄，脉细数。

体格检查： 心肺未见异常，腹平软，肝、脾未扪及异常，血压135/75mmHg。

辅助检查： 头颅CT未见异常。

中医辨证分析： 患者因情志内伤后，导致肝肾之阴耗伤，不能上济于心，心火独旺，故心烦梦多；肾精亏耗，故腰膝酸软。舌暗红苔薄白微黄，脉细数乃气郁化火之脉象，故发本病。

中医诊断（证型）： 不寐（肝肾阴虚）。

西医诊断： 睡眠障碍。

治则治法： 清热养阴，安神解郁。

中药方药：

钩藤12g	夜交藤15g	栀子12g	沙参15g
柏子仁9g	枳壳9g	远志9g	郁金12g
连翘9g	麦冬15g	珍珠母9g	甘草10g

7剂，每日1剂，水煎服，早晚口服。

二诊：药后做梦时间减少，心烦，急躁易怒症状稍好转，腰膝酸软症状尚有，精神紧张，时有肩部重坠感，纳可寐安，二便调，脉细数。守上方去栀子、沙参、珍珠母，加柴胡9g、黄芩12g、延胡索15g、宽筋藤20g，以疏肝清热，通络止痛，再服7剂。随访1个月未发。

按语：本案患者夜寐多梦、急躁易怒，病位在心，与肝、肾有关，属阳盛阴衰，阴阳失交。发病多与情志内伤，心神、肝肾失养，虚热内扰有关。辨证多从阴虚、虚热入手，故运用清热养阴，安神解郁之剂施治，方中钩藤、珍珠母平肝潜阳；夜交藤、柏子仁、酸枣仁、远志养心安神；栀子、麦冬、连翘滋阴清热；沙参清肺养阴；枳壳、郁金行气解郁；甘草调和诸药，共奏清热养阴、安神解郁之效。二诊时夜梦渐少，心烦、急躁易怒症状减轻，故守方去栀子、沙参、珍珠母，而现时有肩部重坠感，精神紧张，脉细数，属肝热气郁，阻滞经络，故加柴胡、黄芩、延胡索、宽筋藤，以疏肝清热，通络止痛。

医案二：心肾不交型

◎**曹某，男性，81岁。**

就诊日期：2018年6月20日，农历：五月初七，发病节气：芒种后。

主诉：失眠1月余。

现病史：患者1月前无明显诱因下出现失眠，服用安眠药方能入睡，每日睡眠时间3～4小时，行走不稳且缓慢。

四诊：神清，精神紧张，表情自然，面色正常，走路不稳，形体适中，言语清晰，语声正常，气息平顺，纳差，不欲食，二便调。舌淡红苔白微黄，脉弦数。

体格检查：心肺未见异常，腹平软，肝、脾未扪及异常。血压140/75mmHg。

中医辨证分析：患者已年过八旬，加之素体虚弱，致肝肾不足，肾阴亏虚，不能上济于心，心火独旺，火胜神动，不能下交于肾，心肾失交，致失眠易醒，舌淡红苔白微黄，脉弦数，故发本病。

中医诊断（证型）：不寐（心肾不交）。

西医诊断：睡眠障碍。

治则治法：滋阴降火，交通心肾。

中药方药：

黄芩12g	牛膝15g	石决明12g	牡丹皮9g
泽泻9g	菊花12g	钩藤12g	麦冬15g
郁金9g	栀子9g	甘草6g	

7剂，每日1剂，水煎服，早晚口服。随访1个月未发。

按语：本案以失眠为主诉，伴纳差，不欲食，发病多责之于心，与肾有关，属阴阳失交。辨证多从心火、肾水入手，运用滋阴降火，交通心肾之剂施治，方中牛膝补肝肾、引火下行；钩藤、石决明平肝潜阳，安神镇惊；泽泻、菊花、麦冬、栀子、黄芩、牡丹皮滋阴清热，养心安神；郁金疏肝解郁；甘草调和诸药，共奏滋阴降火，交通心肾之效。

医案三：阴虚火旺型

◎**莫某，女性，49岁。**

就诊日期：2018年6月20日，农历：五月初七，发病节气：夏至前。

主诉：失眠反复6个月。

现病史：缘患者6个月前无明显诱因下出现失眠，每日入睡时间2～3小时，伴有潮热盗汗，时有自汗，心烦，口干，纳可，小便正常，大便干，难排出，停经2月余。

四诊：神志清楚，精神疲倦，表情自然，双目有神，形体适中，言语流利，语声正常，舌红苔薄白，脉细数。

体格检查：心肺未见异常，腹平软，肝、脾未扪及异常，血压128/70mmHg。

中医辨证分析：患者因年至七七，任脉虚，太冲脉衰少，天葵竭，地道不通，致肾阴不足，不能上济于心，心火独旺，故不寐、心烦；虚火内灼，迫津外泄，则盗汗自汗；肾虚精关不固，则月经不调；阴虚津伤，则口干、大便干，舌红苔薄白，脉细数，故发本病。

中医诊断（证型）：不寐（阴虚火旺）。

西医诊断：更年期综合征。

治则治法：滋阴降火，镇心安神。

中药方药：

钩藤9g	连翘12g	浮小麦20g	黄芩12g
柏子仁9g	夜交藤20g	栀子12g	郁金9g
麦冬9g	沙参15g	枳壳9g	甘草6g

3剂，每日1剂，水煎服，早晚口服。

二诊：药后睡眠质量稍有好转，每日入睡时间约5小时，潮热盗汗自汗、心烦、口干症状减轻；大便干，难排出症状尚有，现时有头痛，以左侧头部牵拉痛为主，停经3个月，舌红苔薄白，脉细数。守上方去沙参、黄芩，加菊花9g、延胡索12g、火麻仁20g，再服5剂。随访半月，患者睡眠质量好转，每日入睡时间约7小时，潮热盗汗自汗、心烦、口干、头痛、大便干症状消失。

按语：本案反复失眠，伴有潮热盗汗，时有自汗、心烦、口干、大便难；发病多责之于心、肾，辨证多从心火、肾阴着手，运用滋阴降火，镇心安神之剂施治。方中柏子仁、夜交藤、栀子、郁金、麦冬养心安神、除烦解郁；浮小麦、连翘、黄芩、钩藤清热泻火；柏子仁、沙参、枳壳养阴清热、行气通便；甘草补益、调和诸药，共奏滋阴降火，镇心安神。二诊时患者睡眠质量改善，心烦，自汗盗汗减轻，故守方去沙参、黄芩，但现有头痛，以左侧头部牵拉痛为主，舌红苔薄白，脉细数，属热扰清窍，加之便干，故加菊花、延胡索、火麻仁以清热止痛、润肠通便。

❧ 医案四：阴虚火旺型 ❧

◎**汤某，女性，13岁。**

就诊日期： 2019年9月4日，农历：八月初六，发病节气：处暑后。

主诉： 失眠2日。

现病史： 患者2日前因食黄芪、大枣、党参后出现失眠多梦，难入睡，伴有头痛，心慌，烦躁，眼蒙，纳一般，小便黄，大便秘，二日一行。

四诊： 神清，精神疲倦，表情自然，面色正常，形体偏胖，言语清晰，语声低微，气息平顺，舌尖红苔薄白，脉弦数。

体格检查： 心肺未见异常，腹平软，肝、脾未扪及异常。

中医辨证分析： 因患者饮食不节，过食补气之品，气郁化火，热扰神明，扰乱心神，故夜不成眠，心慌，烦躁；火性上炎，上扰清空，故头痛；心与小肠相表里，心经火盛下移小肠，火热伤津，故小便黄，大便秘。舌尖红苔薄白，脉弦数，故发为病。

中医诊断（证型）： 不寐（肝火扰心）。

西医诊断： 睡眠障碍。

治则治法： 清肝泻火，滋阴安神。

中药方药：

蔓荆子12g	菊花9g	栀子12g	黄芩9g
钩藤9g	连翘9g	郁金12g	酸枣仁15g
柏子仁12g	夜交藤15g	延胡索12g	枳壳9g
沙参15g	麦冬9g	甘草6g	

7剂，每日1剂，水煎服，早晚口服。

二诊：失眠症状好转，头痛消失，心慌、烦躁减少，纳差，舌尖红苔薄白，脉弦数。守上方加麦芽12g，去蔓荆子、延胡索，每日1剂，水煎服，再服7剂。随访1个月未发。

按语：本案以失眠起病，伴有头痛，心慌，烦躁，眼蒙，小便黄，大便秘。发病多责之于心、肝，与胃肠相关。辨证多从肝火、心火着手。运用清肝泻火，滋阴安神之剂施治。方中钩藤、连翘、黄芩清热平肝；蔓荆子、菊花清利头目；夜交藤、麦冬养心安神、滋阴润燥；郁金、柏子仁、延胡索、枳壳、沙参清心除烦、行气通便；甘草补益，调和诸药，共奏清肝泻火，滋阴安神。二诊时患者失眠症状好转，头痛消失，心慌、烦躁改善，则守方去蔓荆子、延胡索，但虑其纳差，故加麦芽以消食和中、健脾开胃。

6. 痿病——虚证为主，肝肾亏虚多见

痿者，萎也，枯萎之义，是因外感或内伤，做精血受损，肌肉筋脉失养以致肢体弛缓、软弱无力，甚至日久不用，从而引起手足或其他部位肌肉萎缩或瘫痪的一种病证。因多发生在下肢，故又有"痿躄"之称。西医学中多发性神经炎、周期性麻痹、运动神经元疾病、脊髓病变、重症肌无力等表现为肢体瘫痪的神经肌肉疾病。《素问·痿论》指出本病的主要病机是"肺热叶焦"，将痿病分为皮、脉、筋、骨、肉五痿。在治疗上，《素问·痿论》提出"治痿独取阳明"的基本原则，主

要指采用补益脾胃的方法治疗痿病。朱丹溪主张"泻南方、补北方"，则是从泻心火、滋肾阴入手，使水火相济，金水相生，五脏滋润，这可认为是治疗痿病的另一法则。《证治准绳·痿》所说："五劳五志六淫尽得成五脏之热以为痿也。"五脏病变，皆能致痿，五脏精气耗伤，致使精血津液亏损，急性发病者多邪实，久病多正虚。

卢桂梅教授认为痿病辨证，重在辨病位、审虚实、明脏腑及兼夹病邪。其指出痿病以虚证为主，常为虚实并见。虚证病机包括气、血、阴、阳、精亏虚。实证病机包括痰湿、湿热、内热、血瘀、食积。临床多以肝肾亏虚、气血亏虚、脾气虚证、阴虚证等常见，本病主要病位在肝肾，肝肾主藏精血，久病体虚，必伤肝肾，导致气血亏虚，津液不能分布全身，肌肉筋骨失于濡养，而发为本病。因此临床上常运用补肾强筋、活血通络之剂施治。常采用桑寄生、续断、杜仲等调补肝肾，强筋健骨，威灵仙、地龙、鸡血藤、宽筋藤主要发挥通络之效，配以丹参、三七活血行经，牛膝引血下行，黄芩、千斤拔合用祛湿，诸药合用。

医案一：肝肾亏虚、气血虚脱夹湿型

◎余某，女性，79岁。

就诊日期：2013年10月28日，农历：九月廿四，发病节气：霜降后。

主诉：双下肢乏力伴活动不利7月余。

现病史：患者今年3月外感风寒、于家中调养，不欲饮食，3月26日清晨突发昏迷，呼之不应，伴有气促，家人急送第一家医院治疗，入院后行气管切开，予抗感染、解痉平喘等对症治疗，经治疗后，患者清醒，遗留四肢乏力，活动不利，后于第二家医院及第三家医院行相关康复治疗（具体治疗不详）。治疗后，患者上肢乏力明显好转，双下肢仍活动不利，为进一步康复治疗，于今日来我院门诊，门诊拟"缺氧性脑损害"为诊断收入。入院症见患者双下肢乏力，活动欠佳，可坐卧，不

能行走，偶有咳嗽咳痰，无恶寒发热，无下肢抽搐，无纳眠欠佳，二便调。

四诊：神清，精神较疲倦，表情自然，双目无神，形体偏瘦，不能行走，懒言少语，言语清晰，语声正常，气息平顺，二便调，舌质暗红苔薄黄白，脉弦滑数。

体格检查：双上肢肌力4级，左上肢肌力3级，左下肢肌力3级；肢体深浅感觉减退，踝阵挛（−），巴氏征（−），霍夫曼征（−）。

辅助检查：头颅MRI检查示右侧基底节区及颞叶脑损害。

中医辨证分析：缘患者年老体弱，肝肾亏虚，气血虚弱，气血运行失畅，肾精不足，无以滋养四肢百脉，可见肢体乏力，加之脾虚失于运化，久而聚湿成痰，痰从热化，上扰于肺，故见咳嗽咳痰，纳眠欠佳，故发本病。

中医诊断（证型）：痿病（肝肾亏虚、气血虚脱夹湿）。

西医诊断：缺氧性脑损害。

治则治法：补肾强筋，活血通络，佐以祛湿。

中药方药：

桑寄生15g	续断12g	杜仲9g	威灵仙12g
丹参9g	鸡血藤15g	地龙9g	宽筋藤15g
三七粉2g	牛膝12g	千金拔15g	黄芩12g

14剂，每日1剂，水煎服，早晚口服。随访双下肢乏力较前缓解，可抬离床面，但仍不能行走，后未予继续治疗。

按语：本病以双上肢乏力伴活动不利起病，伴有咳嗽咳痰，舌质暗红苔薄黄白，脉弦滑数，发病多责之于肝、肾，辨证多从痰湿、气血亏虚着手，运用补肾强筋，活血通络，佐以祛湿之剂施治。方中桑寄生为君，辅以续断、杜仲调补肝肾，强筋健骨，威灵仙、地龙、鸡血藤、宽筋藤主要发挥通络之效，配以丹参、三七活血行经，牛膝引血下行，黄芩、千斤拔合用祛湿，诸药合用，疗效显著。

❖ 医案二：肝肾亏虚型 ❖

◎**李某，女性，40岁。**

就诊日期：2013年8月29日，农历：七月廿三，发病节气：处暑后。

主诉：双下肢乏力3月余。

现病史：患者2013年5月27日于家中自觉头痛，伴恶心、呕吐，双下肢乏力，休息后症状无明显缓解，随后就诊于外院，入院后行头颅MRI检查，示脑膜瘤可能性大，不排除恶性病变。2013年6月4日，在全麻下行双侧额顶区开颅双侧矢状窦旁镰旁巨大脑膜瘤切除术，术后行营养神经、抗感染、脱水降压等治疗，经治疗后，患者双上肢肌力恢复，遗留双下肢乏力，现为进一步康复治疗，于今日来我院门诊，门诊拟"脑膜瘤术后"为诊断收入。入院症见患者双下肢肢体乏力，活动不利，夜间时有痉挛，可在家属搀扶下勉强站立，不能行走，纳可，眠欠佳，小便黄，大便正常。

四诊：神清，精神一般，表情自然，双目少神，形体适中，双下肢肢体乏力，不能行走，言语清晰，语声正常，气息平顺，小便黄，大便正常，舌淡红苔黄白干，脉弦细数。

体格检查：双上肢肌力肌张力正常，左下肢肌力3+，右下肢肌力4-，肢体深浅感觉正常，指鼻试验（-），轮替试验（-）。

辅助检查：2013年5月27日，头颅MRI检查示顶区大脑镰双侧占位病变。

中医辨证分析：缘患者肝肾阴虚，肾精不足，无以濡养四肢百脉、筋骨肌肉，故引起双下肢乏力，阴虚内热，水不济火，心火上炎，扰乱心神，见睡眠欠佳，故发本病。

中医诊断（证型）：痿病（肝肾亏虚）。

西医诊断：脑膜瘤术后。

治则治法：滋养肝肾，清热、舒筋活络。

中药方药：

桑寄生15g	丹参9g	钩藤12g	地龙9g
鸡血藤15g	栀子9g	宽筋藤15g	黄柏6g
知母12g	麦冬9g	牛膝15g	柏子仁9g

14剂，每日1剂，水煎服，早晚口服。随访双下肢乏力较前好转，后未予继续治疗。

按语：本病以双下肢乏力起病，伴有痉挛，眠欠佳，小便黄，舌淡红苔黄白干，脉弦细数，发病多责之于肝、肾，辨证多从阴虚、心火着手，运用滋养肝肾，清热、舒筋活络之剂施治。方中桑寄生、牛膝以调补肝肾，引血下行为主，丹参、鸡血藤、佐以钩藤、地龙、宽筋藤以活血通络行经，佐以黄柏清热，知母、麦冬滋阴，柏子仁以安神定智。诸药合用，疗效显著。

医案三：肝肾阴虚型

◎莫某，女性，42岁。

就诊日期：2013年10月9日，农历：九月初五，发病节气：寒露后。

主诉：术后右侧肢体乏力2月余。

现病史：缘患者于10年前无明显诱因下出现阵发性头部钝痛，持续数小时后可自行缓解，一直未予重视。3年前分娩后出现视物模糊、右侧颞侧视野缺失症状、视力下降，遂到第一家医院就诊，头颅MRI检查示左侧蝶骨嵴、鞍区、岩斜区巨大占位，遂于2013年8月9日在局部麻醉下行左侧颧弓、颞底入路海绵窦脑膜瘤切除术+左侧颧弓固定术。经治疗后遗留右侧肢体乏力，左眼胬肉突出，浮肿、红肿，于我院住院治疗后，患者症状较前缓解，但左眼仍胬肉突出，浮肿，2013年9月30日于第一家医院行左侧颈内动脉–海绵窦瘘栓塞术，手术顺利出院，左侧大脑半球血供恢复。现为求进一步治疗，于今日到我院康复治疗。入院症见右侧肢体乏力，可自行缓慢行走，左眼眼睑稍肿胀，左侧头发稀疏易脱落，无饮水呛咳，无咳嗽咳痰，无恶寒发热，纳眠一般，二便一般。

四诊： 患者神清，精神可，表情痛苦，双目有神，言语欠流利，形体适中，右侧肢体乏力，可自行缓慢行走，左眼眼睑稍肿胀，左侧头发稀疏易脱落，脉弦滑，舌淡苔白，边有齿痕。

体格检查： 右侧鼻唇沟变浅，口角向左歪斜，右上肢肌力3级，右下肢近端3+，远端4级，双侧巴氏征（–）。

辅助检查： 2013年6月7日，颅脑MRI检查示前颅窝底、左侧蝶骨嵴、鞍区、岩斜区巨大占位，紧密包绕左侧颈内动脉并侵袭左侧海绵窦，脑干腹侧明显受压，脑室结构变形，中线向右偏曲，增强见均匀、明显强化，局部有脑膜硬化。

中医辨证分析： 缘患者术后气血虚弱，肝肾亏虚，久病无以行气，故气滞血瘀，经络不通，故见肢体乏力，肾主骨生髓，肾主发，肾精不足，故见发易脱落。

中医诊断（证型）： 痿病（肝肾阴虚）。

西医诊断： 脑膜瘤术后。

治则治法： 补肾养元，舒筋活络。

中药方药：

桑寄生15g	女贞子9g	丹参9g	旱莲草9g
菊花9g	枸杞子9g	何首乌12g	桑椹9g
鸡血藤15g	宽筋藤15g	地龙9g	赤芍9g
甘草6g			

14剂，每日1剂，水煎服，早晚口服。

二诊： 药后右侧肢体乏力感较前好转，左眼无前浮肿。守上方再服

14剂，随访1个月未发。

按语： 本病以右侧肢体乏力起病，伴有左眼眼睑稍肿胀，左侧头发稀疏易脱落，舌淡苔白，边有齿痕，脉弦滑。发病多责之于肝、肾，辨证多从肾精不足、气血虚着手，运用补肾养元，舒筋活络之剂施治。方中用鸡血藤、宽筋藤活血通络；用女贞子、桑椹、桑寄生、旱莲草、枸杞子、何首乌补肝肾阴，强筋骨、乌须发；甘草补益、调和诸药，共奏奇效。二诊时患者整体效果较好，故守上方继服，以期痊愈。

（二）杂病篇

1. 心悸——病机强调心肾水火升降互济，协调平衡，治疗以养阴清热为法

心悸是指自觉心跳，惊悸不安，甚则不能自主的一种病证。病情较轻者为惊悸，病情较重者为怔忡。西医学指出因各种原因引起的心律失常，如心动过速、心动过缓、期前收缩（早搏）、心房颤动或扑动、房室传导阻滞及心功能不全等。汉代张仲景在《伤寒论》及《金匮要略》中以惊悸、心动悸、心下悸等为病证名。最早记载脉律不齐的表现是在《素问·三部九候论》说："参伍不调者病。"其发生主要是阴阳失调，气血失和，心神失养所致。中医认为心悸的发病原因与体质虚弱禀赋不足、劳逸不当、内伤七情、感受外邪有关，或者是其他疾病所引起。有虚实之分，其虚证表现为气血阴阳亏损，其实证表现为痰浊、血瘀、水饮。祖国医学中对心悸的病因病机及治法方药均有不少记载，张仲景在《伤寒论》及《金匮要略》记载了心悸时表现的结、代、促脉及其区别，提出了基本治则及炙甘草汤等治疗心悸的常用方剂。《丹溪心法·惊悸怔忡》中提出心悸当"责之虚与痰"的理论。清代《医林改错》论述了瘀血内阻导致心悸怔忡，记载了用血府逐瘀汤治疗心悸的成效。

综合历代医家的学说，结合临床经验，卢桂梅教授临床诊治心悸认

为阴虚火旺、肝郁气滞及脾虚痰湿型最为常见，其病位在心，与肝肾关系密切。心居上焦属阳，五行属火，肾居下焦属阴，五行属水。心火必须下降于肾，使肾水不寒，肾水必须上济于心，使心火不亢。心肾之间的水火升降互济，维持了两脏之间生理功能的协调平衡。五志化火，思虑过度，伤及脾脏，脾气虚弱，无力运化水湿，聚而成痰，久病伤阴，房室不节等，耗伤阴液，使肝肾阴虚，水不济火，心火内动，扰动心神而为心悸，另外郁怒伤肝，肝失调达，气滞湿阻而致心悸。故多采用宜益气养阴、宁心安神的治疗法则，佐以疏肝健脾。方中多用夜交藤、柏子仁养心安神；栀子、沙参、麦冬、黄芩滋阴清热；丹参补血养心；枳壳、郁金、木香行气；海螵蛸收敛耗散之心气。

医案一：阴虚火旺型

◎**方某，女性，85岁。**

就诊日期：2019年5月22日，农历：四月十八，发病节气：小满后。

主诉：自觉心跳加快2日。

现病史：患者2日前无明显诱因下自觉心跳加快，伴有胸闷，口干口苦，神清，精神差，表情自然，面色正常，形体适中，言语清晰，语声正常，气息平顺，入睡困难，上床1~2小时后入睡，纳可，小便黄，大便正常。

四诊：神清，精神差，表情自然，面色正常，形体适中，言语清晰，语声正常，气息平顺，舌红苔薄白，脉细数涩。

体格检查：肺未见异常，腹平软，肝、脾未扪及异常。心率84次/分。

辅助检查：头颅CT未见异常，心电图示短阵房性心律过速。

中医辨证分析：患者因年过八旬，年老体弱，致肝肾阴虚，肾阴不足，则肾水不能上济于心，水不济火，热扰心神，故心悸、夜寐差；阴虚生内热，则口干口苦，舌红苔薄白，脉细数涩，故发本病。

中医诊断（证型）：心悸（阴虚火旺）。

西医诊断：睡眠障碍。

治则治法：滋阴清火，养心安神。

中药方药：

柏子仁12g	麦冬9g	夜交藤15g	栀子12g
黄芩12g	丹参9g	郁金9g	木香9g
枳壳9g	海螵蛸9g	甘草6g	

7剂，每日1剂，水煎服，早晚口服。随访1个月未发。

按语：本案为年老体虚致阴虚火旺之心悸，病位在心，与肝、肾有关，肝肾阴虚，则水不济火，心火内动而扰乱心神。辨证多从阴虚入手，运用滋阴清火，养心安神之剂施治，方中夜交藤、柏子仁养心安神；栀子、麦冬、黄芩滋阴清热；丹参补血养心；枳壳、郁金、木香行气；海螵蛸收敛耗散之心气；甘草调和诸药，共奏滋阴清火，养心安神之效。

医案二：肝郁气滞，脾虚痰湿型

◎**叶某，女性，45岁。**

就诊日期：2013年8月2日，农历：六月廿六，发病节气：大暑后。

主诉：反复心悸胸闷5月余，再发1日。

现病史：患者今年3月，月经后第3日自觉胸闷心悸，休息后症状稍缓解，未予医院行就诊治疗，之后每逢月经前后都会出现心悸胸闷等症状，以月经时症状较严重，呈阵发性发作，偶有头痛，自行休息后可缓解，1日前，患者上班时再发心悸胸闷，呼吸不畅，现为进一步康复治疗，于今日来我院门诊，门诊拟"心悸查因"为诊断收入。入院症见患者偶有心悸胸闷，纳眠一般，小便黄，大便调。

四诊：神志清楚，精神稍疲倦，表情自然，双目有神，形体适中，言语清晰，语声正常，气息平顺，小便黄，大便调，舌淡红苔腻微黄，脉弦数微滑。

体格检查：颈椎活动度尚可，颈部肌肉紧张，颈椎棘突及椎旁压痛（＋），叩顶试验（＋），椎间孔分离试验（－），转颈试验（－），深反射正常，霍夫曼征（－）。

辅助检查：颈椎X线检查，示颈椎退行性变。

中医辨证分析：缘患者中年女性，情志不畅，以致气滞不通，肝气郁结，月经失常，加之脾虚运化失常，水湿内生，湿从热化，痰热内扰，以致心悸、胸闷，舌淡红苔腻微黄亦为肝郁气滞，脾虚痰湿之象，故发本病。

中医诊断（证型）：心悸（肝郁气滞，脾虚痰湿）。

西医诊断：颈椎病（交感神经型）。

治则治法：疏肝解郁安神，行气宽胸祛湿。

中药方药：

柴胡9g	郁李仁6g	枳实9g	栀子12g
法半夏9g	厚朴9g	瓜蒌皮15g	丹参9g
柏子仁9g	夜交藤15g	甘草10g	茵陈20g

7剂，每日1剂，水煎服，早晚口服。随访，心悸较前明显好转。

按语：本病以心悸胸闷起病，伴有呼吸不畅、舌淡红苔腻微黄，脉弦数滑，发病多责之于肝与脾，辨证多从肝郁、脾湿着手，运用疏肝解郁、行气祛湿之剂施治。方中柴胡为君，配以栀子、枳实行气散结，厚朴、瓜蒌皮以下气宽胸，配以茵陈以祛湿，夜交藤以安神定智。诸药相配，共奏奇效。

2. 口僻——主要外因为风，以风热常见，治以疏风清热、开窍止痉为法

口僻又称为面瘫，《金匮要略》称喝僻，《诸病源候论》称口喝僻，

《三因极一病证方论》有口眼㖞斜之称，西医属面神经炎、周围性面神经麻痹范畴，是突发的一侧面神经受损所致的疾病，口僻外因致病学最早见于《黄帝内经》。如《灵枢·经筋》中记载："卒口僻，急者目不合，热则筋纵，目不开。颊筋有寒，则急引颊移口；有热则筋纵弛缓，不胜收故僻。"认为肌体外感于风寒或风热之邪，气血运行不畅，面部经脉筋肉失养，导致口眼歪斜的发生，症见患侧眼睑闭合不全，患侧额纹变浅或消失，不能皱眉，嘴角歪斜，口角流涎，刷牙时漏水，咀嚼时食物留存于患侧，常伴耳后疼痛、言语不清晰、无偏瘫及意识改变，多因体虚正气不足，复感外邪侵袭经络，经脉不利，致气血瘀滞不通而发病。隋代巢元方等在《诸病源候论·风口候》云："偏风口，是体虚受风，风入于颊口之筋也，足阳明之筋，上夹于口，其筋偏虚，而风因乘之，使其经筋急而不调，故令口僻也。"可见古人多认为口僻是内虚邪中的结果，络脉空虚复加感受风寒、风热或风痰瘀血阻滞脉络皆能导致疾病的发生，因此在发病之前常有感冒、受风、受寒或疲劳史，不同年龄段人均可罹患，多见于青年、中年人士，以20～50岁人群多见，发病无明显季节性，起病急，往往于数小时或1～3日内病情达高峰，部分患者在发病后4～7日病情好转。

本病的发生既与内因有关，又与外因有关，常见的外因为感受外邪。多因平素体弱或劳后汗出，正气不足，脉络空虚，卫外不固，虚邪入克，邪气滞留经络，气血运行失调，经筋失养，筋肌纵缓不收而发病。在内多由于脏腑虚弱，经络气血不足，面部经筋失养所致；在外多由感受风寒、风热等外邪，或因素体阳盛，外邪入里化热，内热炽盛，热郁经络导致面瘫。卢桂梅教授认为本病多因感受外邪而致，风、寒、热、痰、湿为主要致病因素，其中以风邪、热邪最为常见。中医学认为，风为百病之长，风为阳邪，其性轻扬、升散，故风邪犯人常侵袭人体的阳位，即头面、肌表、阳经等。风邪侵袭经络，则经气运行不利，而出现肌肤麻木不仁、口眼斜。现代社会发展迅速，人们工作忙碌，运动量不足，压力过大，自身抵抗力下降，正气不足，更易受外邪侵扰。

而广东地处岭南，气候湿热，风热、痰湿化热常见，风邪常携热、携湿上扰，致使局部筋脉气血运行不畅，发为本病。故治以疏风清热、开窍止痉为法。常采用僵蚕、钩藤、全蝎（人工饲养）息风清热，通络止痛；防风、连翘、蝉蜕疏散风热、息风止痉；白附子、地龙定惊、通络；甘草补益、调和诸药。

医案一：风热上扰型

◎张某，女性，32岁。

就诊日期： 2019年6月5日，农历：五月初三，发病节气：芒种前。

主诉： 左侧口角歪斜90日。

现病史： 患者90日前因受风后开始出现左侧口角歪斜，左侧耳鸣，恶风，不能完成皱眉、闭眼、鼓腮等动作，曾接受针灸及中药治疗后稍好转，现症状为左侧口角歪斜，伴有左侧耳鸣，恶风，纳可，寐差，二便调。

四诊： 神清，精神可，左侧口角歪斜，面色正常，形体适中，言语清晰，语声正常，气息平顺，舌淡红苔厚白，舌体胖，脉弦数。

体格检查： 心肺未见异常，腹平软，肝、脾未扪及异常。鼓腮时左侧力量较右侧差，左侧抬眉时可牵拉至左侧口角上抬。

辅助检查： 头颅CT未见异常。

中医辨证分析： 患者因外感风热邪气，致火性上炎，燔灼经络，则口角歪斜，耳鸣，面部肌肉活动受限等，舌淡红苔厚白，脉弦数，故发本病。

中医诊断（证型）： 口僻（风热上扰）。

西医诊断： 面神经麻痹。

治则治法： 疏风清热，开窍止痉。

中药方药：

僵蚕9g	菊花9g	钩藤12g	全蝎（人工饲养）6g
白附子（先煎）6g	蝉蜕9g	黄芩12g	
地龙9g	赤芍12g	连翘12g	甘草6g
防风12g			

7剂，每日1剂，水煎服，早晚口服。

二诊：药后左侧口角歪斜稍好转，耳鸣、恶风症状消失，稍能完成皱眉、闭眼、鼓腮动作，咽喉部稍有疼痛不适，自诉近日情绪易怒，纳可寐差，小便可，大便结，二日一行，舌红苔薄白，脉弦数。守上方去地龙、防风，加蒲公英20g，板蓝根20g。再服7剂，每日1剂，水煎服。

三诊：药后左侧口角歪斜明显好转，基本能完成皱眉、闭眼、鼓腮动作，但自诉针灸后出现做蹙眉动作时左侧口角伴有上抬，出现左侧面部痉挛，咽喉不适尚有，情绪易怒，纳可寐安，小便黄，大便干结，二日一行，舌淡红苔薄白，脉弦数。方药转为柴胡9g，栀子12g，蒲公英12g，板蓝根20g，牡丹皮9g，玄参9g，麦冬9g，钩藤9g，蒺藜12g，枳实9g，甘草6g，郁金9g，火麻仁12g，生地黄15g，再服5剂，每日1剂，水煎服。随访半个月未发。

按语：本案左侧口角歪斜较剧，伴有左侧耳鸣，恶风，寐差，其病急受风邪而来，因风性轻扬，易袭上位，故发病多责之于卫表，辨证多从风热着手，运用疏风解表、清热化痰之剂施治。方中僵蚕、钩藤、全蝎（人工饲养）息风清热，通络止痛；防风、连翘、蝉蜕疏散风热、息风止痉；白附子、地龙定惊、通络；甘草补益、调和诸药，共奏疏风清热，开窍止痉之效，二诊因耳鸣、恶风症状消失，故守方去地龙、防风，加之其情绪易怒，寐差，大便结，舌红，脉弦数，为肝气郁结之象，故加蒲公英、板蓝根以清热疏肝解郁。三诊时患者口角歪斜明显好转，而出现蹙眉时左侧口角上抬，且同时出现左侧面部痉挛，情绪易怒，小便黄，大便干，舌淡红，脉弦数，是为肝郁化火。故方药转为柴胡，栀子，蒲公英，板蓝根，牡丹皮，玄参，麦冬，钩藤，蒺藜，枳实，甘草，郁金，火麻仁，生地黄，以疏肝泻火，润肠通便。

医案二：风痰瘀阻型

◎**杨某，女性，55岁。**

就诊日期：2014年2月24日，农历：正月廿五，发病节气：雨水后。

主诉：口角歪斜伴左眼闭合不全40余日。

现病史：缘患者2014年1月4日自觉左侧面部麻木不适，2014年1月5日于当地医院行活血化瘀药物静脉滴注（具体药物不详），当晚口角向右侧歪斜，左侧额纹消失，味觉稍减弱，左侧而后疼痛，无意识不清，无肢体偏瘫，2014年1月6日于他院诊断为面神经炎收住入院，予抗炎、营养神经等对症治疗后，仍遗留口角歪斜，左眼闭合不全，为进一步康复治疗，于今日来我院门诊，门诊拟"面神经炎"为诊断收入。入院症见患者口角向右侧歪斜，左眼闭合不全，左侧鼻唇沟及额纹变浅，鼓腮、吹口哨等面部表情动作完成不良，双上肢时有麻木，无耳鸣，味觉稍有减弱，无发热恶寒，无头晕头痛，无肢体偏瘫，口干，纳、眠可，二便调。

四诊：神志清晰，精神可，痛苦面容，口角向右侧歪斜，左眼闭合不全，左侧鼻唇沟及额纹变浅，双目有神，形体适中，言语清晰，语声正常，气息平顺，二便调，舌淡红苔薄白微干，脉弦滑稍数。

体格检查：左侧额纹变浅，左侧鼻唇沟变浅，左眼闭合不全，鼓腮、吹口哨左侧漏气，露齿向右侧歪斜，左侧面部痛温觉、触觉减弱，四肢肌力、肌张力正常，生理反射存，病理反射未引出。

中医辨证分析：患者素有糖尿病病史，气阴不足，正气亏虚，感受风邪，阻碍经络，气血运行不畅，水液运行受阻，停聚成痰成瘀，风痰瘀互相夹杂，经气输布受阻，无营养肌肤，故见口角向右侧歪斜，左眼闭合不全，左侧鼻唇沟及额纹变浅，鼓腮、吹口哨等面部表情动作完成不良，患者素体阴虚，故易化热伤阴，故见口干，舌脉乃风痰瘀阻之象，故发本病。

中医诊断（证型）： 口僻（风痰瘀阻）。

西医诊断： ①面神经炎；②2型糖尿病。

治则治法： 祛风活血通络，兼以养阴清热。

中药方药：

地龙9g	僵蚕9g	全蝎（人工饲养）3g	钩藤12g
菊花9g	黄芩12g	蝉蜕6g	白附子（先煎）3g
麦冬12g	赤芍12g	甘草3g	连翘12g

14剂，每日1剂，水煎服，早晚口服。随访症状明显好转。

按语： 本病以口歪、左眼闭合不全起病，伴有双上肢时有麻木，味觉稍有减弱，口干，舌淡红苔薄白微干，脉弦滑稍，辨证多从阴虚、痰瘀着手，运用祛风活血通络，兼以养阴清热之剂施治。方中地龙、菊花、黄芩、蝉蜕清热；僵蚕、全蝎（人工饲养）、钩藤、白附子祛风通络；麦冬、赤芍、甘草养阴，散瘀通络。诸药合用，共奏奇效。

3. 咳嗽——以风邪犯肺为主，多夹寒、夹湿，用药因地制宜

咳嗽病名最早见于《黄帝内经》。其证候特征肺气不清，失于宣肃，上逆作声而引起咳嗽，中医学认为咳嗽既是一个症状，也是一种疾病。古代医家有"咳证虽多，无非肺病"和"五脏六腑皆令人咳，非独肺也"等说法。历代医家论治咳嗽主要从八纲辨证及脏腑辨证着手。正如《医学三字经》所说："肺为脏腑之华盖，呼之则虚，吸之则满，只受得本脏之正气，受不得外来之客气，客气干之则呛而咳矣；亦只受得脏腑之清气，受不得脏腑之病气，病气干之，亦呛而咳矣。"咳嗽与外邪的侵袭及脏腑功能失调有关，均可引起肺气不清失于宣肃，迫气上逆

而作咳，外感咳嗽多以风寒、风热、风燥、风湿、虚人外感咳嗽，内伤咳嗽多属邪实与正虚并见。病理因素主要为"痰"与"火"。因此应根据患者病情，辨证论治，随症加减。《医学心悟》指出："肺体属金，譬若钟然，钟非叩不鸣，风寒暑湿燥火六淫之邪，自外击之则鸣，劳欲情志，饮食炙搏之火自内攻之则亦鸣。"提示咳嗽是内、外病邪犯肺，肺脏为了祛邪外达所产生的一种病理反应。外感咳嗽与内伤咳嗽还可相互影响为病，病久则邪实转为正虚。

卢桂梅教授认为，辨证首先应区别是外感还是内伤，论治应分清邪正虚实。另外，她认为岭南地区气候特点以"风""湿""热"为主。其临床病例中的咳嗽患者多以风邪犯肺为先导，兼夹热邪、湿邪为患，与岭南多风、湿、热的特点一致。风热之邪首先侵犯肺卫，卫表不固，阻滞气机，导致水湿不能运化，聚而成痰，郁而化火，肺失清润，肺气上逆，因此临床常见症型为风热、风燥犯肺、痰热郁肺。卢桂梅教授善于运用生长于岭南的道地药材，这些药材种类繁多，且多具有清热利湿或祛湿的作用，更适合岭南人由于地理、环境、气候因素或生活习惯等原因而导致的疾病。

医案一：痰热郁肺型

◎**余某，女性，66岁。**

就诊日期： 2018年5月11日，农历：三月廿六，发病节气：立夏后。

主诉： 咳嗽20日。

现病史： 患者20日前无明显诱因下出现咳嗽，痰黄而质黏，难咳出，量多，伴有气喘，口苦，纳一般，寐安，小便可，大便干结。

四诊： 精神疲倦，神志清楚，表情自然，双目有神，形体偏瘦，言语清晰，语声正常，气息微喘，舌红苔黄腻，脉滑数。

体格检查： 心肺未见异常，腹平软，肝、脾未扪及异常。咽喉充血（＋）。

中医辨证分析：患者因外感湿热之邪，湿热内蕴，聚而化痰，致痰热壅阻，肺失清肃，则咳嗽，气喘，痰黄质黏，难咳出；肺热内郁，则口苦；缘肺与大肠相表里，热邪伤及大肠津液，则大便干结，舌红苔黄腻，脉滑数，故发本病。

中医诊断（证型）：咳嗽（痰热郁肺）。

西医诊断：慢性支气管炎。

治则治法：清热化痰，止咳平喘。

中药方药：

桑白皮15g	连翘12g	鱼腥草12g	黄芩9g
薄荷（后下）6g		浙贝母12g	荆芥9g
前胡9g	苦杏仁15g	瓜蒌皮15g	紫菀9g
百部15g	麻黄3g	甘草6g	

5剂，每日1剂，水煎服，早晚口服。随访半个月未发。

按语：本案以咳嗽起病，伴有气喘，口苦，大便干，舌淡红苔白腻，脉滑数，具有"痰热"之象。发病多责之于肺，久病及肾，辨证多从痰热着手，运用清热止咳、化痰平喘之剂施治。方中桑白皮、瓜蒌皮泻肺平喘，清热涤痰；紫菀、百部润肺止咳；前胡、苦杏仁、浙贝母、麻黄降气平喘、止咳化痰；连翘、鱼腥草清热解毒；甘草补益、调和诸药，共奏清热化痰，止咳平喘之效。

医案二：痰热郁肺型

◎**龙某，男性，51岁。**

就诊日期：2018年3月30日，农历：二月十四，发病节气：春分后。

主诉：咽部不适2日。

现病史：患者在2日前心情不舒时，出现咽部不适，时有咳嗽，咽部有异物感，头部两侧牵拉样痛。神清，精神可，形体适中，表情自然，双目有神，语声沙哑，气息平顺，纳、寐可，二便调。

四诊：神清，精神可，形体适中，表情自然，双目有神，语声沙哑，气息平顺，舌红苔黄厚，脉弦数。

体格检查：心肺未见异常，腹平软，肝、脾未扪及异常。咽喉充血（＋）。

中医辨证分析：患者因心情不畅，肝气郁结，郁而化火，上逆侮肺，以致气逆上冲，则咳嗽；火气上扰，侵袭少阳经，故头部两侧牵拉样痛；肝气郁结于咽喉部，则咽部有异物感，舌红苔黄厚，脉弦数，故发本病。

中医诊断（证型）：咳嗽（风热犯肺）。

西医诊断：上呼吸道感染。

治则治法：清肺泻肝，止咳利咽。

中药方药：

菊花9g	钩藤9g	葛根12g	连翘12g
黄芩15g	蔓荆子12g	板蓝根15g	薄荷（后下）6g
桑枝12g	宽筋藤15g	延胡索12g	瓜蒌皮15g
浙贝母9g	甘草6g		

5剂，每日1剂，水煎服，早晚口服。随访1周未发。

按语：本案因情志所起，气郁于内而化火犯肺，病位在肺，与肝脾有关，外邪犯肺，肺气壅遏不畅，肺失宣肃，气逆而咳。辨证多从表证入手，运用清肺泻肝，止咳利咽之剂施治，方中菊花、薄荷、葛根、钩藤、蔓荆子、板蓝根、黄芩、连翘疏散风热、祛风止痛，瓜蒌皮、浙贝母清肃肺气、化痰止咳，桑枝、宽筋藤、延胡索活血疏络，甘草调和诸药，共奏清肺泻肝，止咳利咽之效。

医案三：风燥伤肺型

◎陈某，女性，49岁。

就诊日期：2018年5月4日，农历：三月十九，发病节气：谷雨后。

主诉：咳嗽2日。

现病史：患者2日前因吃下煎炸食物，外感风邪后，开始出现咳嗽，伴有黄痰，量少，质黏，无鼻塞流涕，纳差，寐一般，小便黄，大便可，患者平素爱吃辛辣煎炸食物，有慢性肺炎病史，具体不详。

四诊：精神可，神志清楚，表情自然，双目有神，形体偏胖，言语流利，语声正常，气息平顺，舌红苔薄黄，脉浮数。

体格检查：心肺未见异常，腹平软，肝、脾未扪及异常。咽喉充血（＋），心率85次/分，血压132/84mmHg。

中医辨证分析：患者因饮食不节，嗜辛辣刺激食物，加上外感风邪，化燥伤肺，肺失清润，肺卫不固，则咳嗽、恶风；燥热伤津，则痰黏，量少，痰黄，舌红苔薄黄，脉浮数，故发本病。

中医诊断（证型）：咳嗽（风燥伤肺）。

西医诊断：慢性肺炎。

治则治法：疏风清肺，润燥止咳。

中药方药：

桑白皮15g	黄芩9g	鱼腥草20g	连翘9g
薄荷（后下）6g		荆芥9g	前胡12g
瓜蒌皮15g	百部12g	苦杏仁12g	浙贝母9g
甘草6g	柏子仁9g	夜交藤12g	

5剂，每日1剂，水煎服，早晚口服。随访半个月未发。

按语：本案咳嗽起病，无痰，无鼻塞流涕，小便黄，舌红苔厚白腻，脉浮数，发病多责之于风燥之邪，故辨证多从风燥、肺卫着手，运用疏风清肺，润燥止咳之剂施治。方中桑白皮、瓜蒌皮泻肺平喘，清热涤痰；薄荷、荆芥祛风止痛；百部润肺止咳；前胡、苦杏仁、浙贝母降气平喘、止咳化痰；连翘、鱼腥草清热解毒；柏子仁、夜交藤养心安神；甘草补益、调和诸药，共奏疏风清肺，润燥止咳。

医案四：风热阻肺型

◎邹某，女性，66岁。

就诊日期：2013年11月28日，农历：十月廿六，发病节气：小雪后。

主诉：咳嗽咳痰伴腰痛半月余。

现病史：缘患者半个月前因劳动后外感风寒，期间不慎腰部扭伤，慢慢出现咳嗽咳痰，腰部活动不利，自行服药后，症状未见明显缓解。为进一步康复治疗，于今日来我院门诊，门诊拟"感冒"为诊断收入。入院症见患者腰部疼痛，痛有定处，伴左下肢麻木，活动受限，双膝疼痛，右侧为甚，咳嗽咳痰，痰黄白相间不易咳出，无恶寒发热，二便调。

四诊：神志清楚，精神一般，表情自然，双目有神，形体适中，言语清晰，语声正常，气息平顺，二便调，舌淡白苔白厚干，脉弦滑微数。

体格检查：肺部听诊可闻及湿啰音，腰4棘突间压痛（＋），椎旁压痛（＋），直腿抬高试验（－）。

中医辨证分析：缘患者外感风热之邪，侵犯肺脏，以致肺气上逆，风热化燥，故痰难以咳出，加之患者外伤以致血瘀，不通则通，故见腰部及双膝疼痛，故发本病。

中医诊断（证型）：咳嗽（风热阻肺）。

西医诊断：①慢性支气管炎急性发作期；②急性腰扭伤；③双膝骨

性关节炎。

治则治法：疏风清热，滋阴润燥，宣肺止咳。

中药方药：

桑白皮15g	鱼腥草30g	黄芩9g	薄荷（后下）6g
荆芥9g	麻黄6g	麦冬12g	苦杏仁12g
瓜蒌皮15g	浙贝母12g	百部12g	紫菀9g
甘草6g	款冬花9g		

7剂，每日1剂，水煎服，早晚口服。随访1个月未发。

按语：本病以咳嗽咳痰起病，伴有痰黄白相间不易咳出，舌淡白苔白厚干，脉弦滑微数，发病多责之于肺，辨证多从风热、燥邪着手，运用疏风清热，滋阴润燥，宣肺止咳之剂施治。方中桑白皮、苦杏仁、款冬花、浙贝母、百部、紫菀共奏宣肺平喘，化痰止咳之效；鱼腥草、黄芩、薄荷以清肺热；配以麻黄、荆芥以发散风热之邪，加以滋阴养肺生津润燥；甘草调和诸药。诸药合用，效果显著。

医案五：痰热壅肺型

◎**陈某，女性，73岁。**

就诊日期：2013年12月4日，农历：十一月初二，发病节气：小雪后。

主诉：发热咳嗽伴右肩关节疼痛1日。

现病史：患者昨晚发热、咳嗽，口服药物后发热无明显缓解，今日由家人送至我院门诊，门诊拟"外感咳嗽"为诊断收入。入院症见发热，咳嗽，咳出黄白色黏痰，右肩部疼痛，活动时为甚，深呼吸及咳嗽无明显加重，右侧肢体乏力，不能行走，纳可，睡眠昼夜颠倒，夜尿4~5次，大便4~5日一行。既往糖尿病病史4年余，口服二甲双胍治疗，血糖控制尚可。

四诊： 患者神清，精神一般，双目有神，形体适中，右侧肢体乏力，脉弦滑，微数，舌淡红苔白黄厚，脉浮数。

体格检查： 双肺呼吸音粗，双肺未闻及干湿啰音。

辅助检查： 胸部X线检查，未见明显异常。

中医辨证分析： 缘患者年老体弱，脾肾亏虚，易感外邪，风热犯肺，肺气不能外宣而咳嗽气喘发热；另脾肾两虚，不能运化水湿，故见痰多，热积肠道，以致大便干结。

中医诊断（证型）： 咳嗽（痰热壅肺）。

西医诊断： ①感冒；②2型糖尿病。

治则治法： 清热疏风，宣肺化痰，导滞清腑。

中药方药：

葶苈子9g	苏子9g	黄芩12g	鱼腥草30g
荆芥9g	薄荷（后下）6g		瓜蒌仁20g
苦杏仁12g	麻黄6g	浙贝母12g	枳实6g
大黄6g	甘草6g		

7剂，每日1剂，水煎服，早晚口服。随访1个月未发。

按语： 本病以发热咳嗽起病，伴有黄白色黏痰，睡眠昼夜颠倒，小便数，大便结。舌淡红苔白黄厚，脉浮数。发病多责之于肺与脾肾，辨证多从风热、痰湿着手，运用清热疏风，宣肺化痰，导滞清腑之剂施治。方中苏子、葶苈子降气平喘，浙贝母、苦杏仁以宣肺止咳，黄芩、鱼腥草清热，配以麻黄、荆芥、薄荷发散风邪，加以瓜蒌仁、枳实、大黄泻下通便，甘草以调和药性。诸药合用，效果显著。

4. 胁痛——强调从"肝"论治，治以疏肝、健脾、温肾

胁痛是比较多见的一种自觉症状，是指胁肋部疼痛为主要表现的病

证。早在《黄帝内经》中已指出本病的发生主要与肝胆病变有关。《诸病源候论》指出其发病脏腑与肝、胆、肾相关。《济生方》中认为胁痛的病因主要是情志不遂所致。清代黄元御认为肝木生于肾水而长于脾土，土燥水暖则木气条达而舒畅，水寒土湿则木郁无力生发。

卢桂梅教授在多年的临床实践中总结，认为胁痛主要与肝、脾、肾密切相关，肝主调畅气机，若因情志所伤，则使肝失条达，疏泄不利，日久化火，发为肝郁胁痛；脾胃内伤，湿热内生，郁于肝胆，亦可使肝失疏泄，发为胁痛；肾水不温，精血亏虚，血不养肝，脉络失养，拘急而痛，发为胁痛。故卢桂梅教授临床常以疏肝、健脾、温肾为主辨证论治胁痛，如以钩藤、菊花等清肝平肝，郁金、川楝子等疏肝止痛，茯苓、薏苡仁等健脾祛湿，杜仲、补骨脂等温补肝肾。

医案：气滞胸胁型

◎罗某，男性，60岁。

就诊日期： 2018年8月15日，农历：七月初五，发病节气：立秋后。

主诉： 左侧肋间牵拉痛反复3年，加重1周。

现病史： 患者3年前因肝癌手术后出现左侧肋间牵拉痛，症状反复，曾在外院服用中药治疗。1周前加重，现症状明显，伴有口干口苦，右脚乏力，纳可寐安，小便黄，大便调。

四诊： 神清，精神一般，表情自然，面色正常，形体偏瘦，言语清晰，语声正常，气息平顺，舌红苔黄腻，脉弦。

体格检查： 心肺未见异常，腹平软，脾未扪及异常，肋间无明显压痛。

中医辨证分析： 患者3年前因手术后瘀血滞留于经络，致经络不通，气滞胸胁，郁而化火，故左侧肋间疼痛，又气机运行不畅，水聚成湿，湿邪积聚于肝胆，肝胆湿热，致口干口苦，湿热下注，致右脚乏力，小便黄，舌红苔黄腻，脉弦，故发本病。

中医诊断（证型）： 胁痛（气滞胸胁）。

西医诊断：肋间神经痛。

治则治法：清热疏肝，舒筋活络。

中药方药：

蛇舌草20g	半枝莲20g	蒲公英12g	钩藤9g
宽筋藤20g	葛根12g	麦冬12g	郁金12g
延胡索12g	川楝子9g	桑枝12g	薏苡仁20g
鸡骨草12g	甘草6g		

7剂，每日1剂，水煎服，早晚口服。

二诊：药后左侧肋间牵拉痛减轻，尚有口干，时有口酸及反酸，右脚乏力症状好转，纳差寐安，小便黄，大便调，舌淡红苔黄润，脉弦滑。查体心肺未见异常，腹平软，脾未扪及异常，肋间无明显压痛。守上方去钩藤、宽筋藤、葛根、延胡索、川楝子、桑枝、薏苡仁，加茵陈9g、栀子9g、麦芽12g、车前草12g、茯苓15g、海螵蛸9g，再服5剂，每日1剂，水煎服。5日后复诊。

三诊：药后左侧肋间牵拉痛明显减轻，口干、口酸及反酸症状消失，现伴有少量黄痰，小便微黄，大便调，舌淡红苔微黄干，脉弦数。查体心肺未见异常，腹平软，脾未扪及异常，肋间无明显压痛。守上方去茵陈、麦芽、车前草、茯苓、海螵蛸，加菊花9g、桑叶12g、连翘9g、牡丹皮15g、枳壳9g、延胡索9g、瓜蒌皮15g，再服3剂，每日1剂，水煎服。随访1个月未发。

按语：本案左侧肋间牵拉痛，伴有口干口苦，右脚乏力，其痛因气滞胸胁，阻滞经络，故发为胁痛；发病多责之于肝，辨证多从气郁、湿热着手，运用清热疏肝，舒筋活络之剂施治。方中蛇舌草、半枝莲、活血通络；钩藤、蒲公英清热平肝；鸡骨草、郁金、川楝子疏肝止痛、行气解郁；薏苡仁、葛根、麦冬健脾宁心；桑枝、宽筋藤、延胡索舒筋活络，祛风止痛；甘草补益、调和诸药，共奏清热疏肝，舒筋活络。二诊时左侧肋间牵拉痛减轻，右脚乏力症状好转，故守方去钩藤、宽筋藤、葛根、延胡索、川楝子、桑枝、薏苡仁，因其仍时有口酸、反酸，纳差，加之舌淡红苔黄润，脉弦滑，属肝胃不和，脾虚湿盛之象，故加茵陈、栀子、麦芽、车前草、茯苓、海螵蛸，以清肝和胃，健脾去湿。三诊来时左侧肋间牵拉痛明显减轻，口干、口酸及反酸症状消失，故守上方去茵陈、麦芽、车前草、茯苓、海螵蛸，虑其伴有少量黄痰，小便微黄，且舌淡红苔微黄干，脉弦数，是为肝热痰郁，故加菊花，桑叶，连翘，牡丹皮，枳壳，延胡索，瓜蒌皮，以疏肝清热，理气化痰。

5. 胃脘痛——肝郁气滞化火，胃失和降为主要病因病机，善用疏肝解郁、理气和胃法

胃脘痛是以上腹胃脘部近心窝处疼痛为主的病证，常伴随脘腹痞满、不欲饮食、嗳腐吞酸等症状。现代医学中诊断为急慢性胃炎、胃及十二指肠溃疡、功能性消化不良等，以上腹部疼痛为主者都属于中医胃脘痛范畴。《黄帝内经》中首先提出胃脘痛的发生与肝、脾相关，其基本病机为胃气郁滞，胃失和降，不通则痛。

卢桂梅教授在临床诊疗过程中，广泛研读古典医籍，结合自身临床经验及现代民众生活习惯，认为其病机主要为肝郁气滞犯胃，胃失和降，不通则痛，部分患者饮食停滞，气行不畅，饮食伤胃，而发本病。所以临床以疏肝解郁、理气和胃为法论治胃脘痛，如常以柴胡、川楝子、郁金等疏肝解郁，木香、枳壳、厚朴等行气和胃。

医案一：风热上扰型

◎张某，男性，57岁。

就诊日期： 2018年8月24日，农历：七月十四，发病节气：处暑后。

主诉： 胃痛反复半年余，加重2日。

现病史： 患者半年前因心情不畅后开始出现胃痛，2日前症状明显加

重，饭后及情志不畅时胃痛症状加重，咽部伴有异物感，不能吐出或咽下，口干，纳可，寐安，大便一日三行。

四诊： 神清，精神可，形体适中，表情自然，双目有神，语声正常，气息平顺，舌边红苔薄白，脉弦。

体格检查： 心肺未见异常，腹平软，肝、脾未扪及异常。

中医辨证分析： 患者因情志不畅致肝气郁结，横逆犯胃，而胃气阻滞，则出现胃痛，饭后及情志不畅时症状加重；气郁化火，则出现口干；肝气循经上逆，气结于咽喉部则有异物感，不能吐出或咽下，舌边红苔薄白，脉弦，则故发本病。

中医诊断（证型）： 胃痛（肝气犯胃）。

西医诊断： 慢性胃炎。

治则治法： 疏肝解郁，理气和胃。

中药方药：

柴胡9g	黄芩12g	木香9g	郁金9g
厚朴9g	延胡索9g	海螵蛸12g	浙贝母9g
甘草10g	川楝子9g	枳壳9g	蒲公英9g

3剂，每日1剂，水煎服，早晚口服。

二诊： 药后胃痛症状稍好转，现饭后时有胃痛，咽喉部异物感消失，鼻炎发作1日，现症见鼻痒，流黄涕，眼睛痒，纳可，寐安，二便调，舌淡红苔薄白，脉弦。守上方去柴胡、浙贝母、枳壳、蒲公英，加菊花9g、辛夷花9g、桑叶12g、薄荷（后下）6g。每日1剂，水煎服，连服3剂。随访半个月未发。

按语： 本案胃痛反复，伴有饭后胃部隐痛，咽部异物感，便干，脉弦，发病多责之肝胃，辨证多从气郁着手，运用疏肝解郁，理气和胃之剂施治。方中柴胡疏肝理气；郁金、木香、枳壳、厚朴行气、解郁、止痛；蒲公英、川楝子、浙贝母疏肝泻热、宽中散结；黄芩清热、解毒；

甘草补益、调和诸药，共奏疏肝解郁，理气和胃。二诊时胃痛好转，咽喉部异物感消失，无口干，故守方去柴胡、浙贝母、枳壳、蒲公英，但现有鼻痒，流黄涕，眼睛痒，加之舌红脉弦，为肝郁内热之象，故加菊花、辛夷花、桑叶、薄荷以清热疏肝、明目止痒。

医案二：饮食伤胃型

◎**欧某，女性，32岁。**

就诊日期： 2019年9月4日，农历：八月初六，发病节气：处暑后。

主诉： 腹部疼痛不适2日。

现病史： 患者2日前吃麻辣火锅后开始出现腹部疼痛不适，以胃脘部尤甚，饭后症状加重，伴有恶心、胸闷、头晕，头晕呈昏沉感，口干口苦，纳可，小便黄，大便正常。

四诊： 神清，精神可，形体偏瘦，表情自然，双目有神，语声正常，气息平顺，舌尖红苔厚黄，脉弦滑。

体格检查： 心肺未见异常，胃脘部压痛（+），肝、脾未扪及异常。

中医辨证分析： 患者因吃甘肥辛辣刺激食物，食滞胃脘，胃气阻塞，则胃脘痛；脾胃纳运失司，则恶心、胸闷；气滞郁而化热，湿热蕴结，困阻气机，则口干口苦，小便色黄；湿浊中阻，清阳不升，则头晕，舌尖红苔厚黄，脉弦滑，故发本病。

中医诊断（证型）： 胃痛（饮食伤胃）。

西医诊断： 胃痛。

治则治法： 消食清中化湿，理气和胃止痛。

中药方药：

菊花9g	钩藤12g	蒺藜12g	郁金9g
厚朴9g	神曲9g	海螵蛸12g	半夏9g
甘草6g	豆蔻（后下）6g		枳壳9g

藿香9g　　　木香9g　　　黄芩12g

3剂，每日1剂，水煎服，早晚口服。

二诊：药后胃脘部疼痛明显减轻，时有胀痛感，恶心、头晕症状稍有好转，胸闷症状消失，小便微黄，大便正常，舌尖红苔薄黄，脉滑。守上方去郁金、海螵蛸，加桑叶15g、蒺藜12g，再服3剂。随访半个月未发。

按语：本案以腹痛起病，伴有恶心、胸闷，头晕，口干口苦；发病多责之于脾胃，辨证多从气滞、湿热着手，运用消食清中化湿，理气和胃止痛之剂施治。方中蒺藜、钩藤、菊花清热平肝；厚朴、枳壳、半夏、郁金行气燥湿；海螵蛸、豆蔻制酸止痛、化湿开胃；神曲、藿香、木香和中健脾消食；黄芩清热、泻火、解毒；甘草补益、调和诸药，共奏清中化湿、和胃止痛之效。二诊时患者胃脘部疼痛明显减轻，恶心、头晕症状改善，胸闷症状消失，故守方去郁金、海螵蛸，虑其头晕，且舌尖红苔薄黄，脉滑，故加桑叶，蒺藜以达清利头目之功。

6. 痹病（关节痛、颈椎病、腰椎病）——肝肾不足为本，风、寒、湿、热、瘀为标

痹病多因人体正气不足，风、寒、湿、热等病邪侵袭人体，经络瘀阻，气血不通，以肢体关节肌肉酸痛、麻木、重着、屈伸不利或关节灼热、肿大等为主症。骨痹、项痹、腰痹等均属此范畴。

骨痹常表现为关节隐隐疼痛，骨重不举，屈伸或转侧不利，部分可伴四肢拘挛，关节僵硬，气候变化疼痛加剧，甚则关节肿大、变形僵直。舌脉可为舌淡或淡红，苔白或腻，脉沉细或沉紧。西医的骨关节炎、膝关节退变等可属此范畴。常见分型：行痹，涉及肢体多个关节，疼痛游走性，初期可恶风、发热，舌淡、苔白、脉浮；痛痹，痛势剧烈，部位固定，遇寒加重，得热则缓，舌淡、苔白、脉弦紧；着痹，肢体肿胀散漫，肌肤麻木不仁，舌淡、苔腻、脉濡缓；热痹，关节红肿热痛，活动不利，伴口干舌燥，舌红、苔黄、脉数；虚痹（肝肾亏虚、气

血不足），腰膝酸软，面色无华，乏力，劳则加重，心悸气短，舌淡、苔白、脉弱。卢桂梅教授发现临床此类痹病以热痹、痛痹多见，故治疗上多采用清热利湿、活血通络之法。

项痹（西医颈椎病属此范畴）多因正虚劳损，肝肾亏虚，筋脉失养，或感受风寒湿热等邪气，闭阻经络，影响气血运行，以项痛、麻木，连及头、肩、上肢等为主要特征的疾病。目前颈椎病发于任何年龄，尤其好发老年人，我国50岁人群中，约25%的人群患过或正患颈椎病；60岁人群中，患病率更是高达50%。人值暮年，气血不足，肝肾亏虚，脾失运化，且岭南多湿，卢桂梅教授认为项痹老年患者，本已肝肾不足，且长居岭南，易感湿邪，湿侵痰阻，应补肝肾、通经络、兼祛湿，临床多用桑寄生、杜仲以补肝肾、强筋骨，丹参活血通络，威灵仙祛湿等。项痹病不同人群的患病率也不尽相同，往往文字工作者或驾驶员发病率较高。社会正由体力劳动逐渐向脑力劳动转变，人们伏案时间日益增多，项痹病发病率正逐渐升高，且倾向年轻化。由于社会节奏加快，生活压力增大，年轻工作者情绪易波动，以郁郁寡欢多见，日久成肝郁气滞型，且结合岭南一年中长时多湿热，卢桂梅教授认为宜祛风清热、除湿通络、兼行气止痛，多以葛根清热，薏苡仁利湿，郁金、木香行气。岭南天气偏热，人居室内，喜吹空调，易受风寒，寒性凝滞，血脉凝涩，经络不通，加之空气夹湿，易显风寒湿型，卢桂梅教授认为宜祛风化湿、活血通络，多以威灵仙、薏苡仁祛风湿，赤芍、延胡索活血通经。

腰痹（腰椎退行性病变属此范畴）因肝主筋，肾主骨，肝肾亏虚，筋骨失养，"筋出槽、骨错缝"，致腰椎结构不稳、关节紊乱，或肝肾不足，耗伤气血，气不行血，血行瘀滞，致气虚血瘀，或感受风寒湿热邪，痹阻经络，表现出腰腿痛、活动不利、肢体麻木等症状。中医分型：风寒湿型，以痛为主，伴沉重感，腰部僵硬，活动不利，伴恶寒畏风，舌淡红苔薄白、脉弦紧；风湿热型，关节红肿热痛，口干不欲饮，舌红苔黄腻、脉滑数；痰湿阻络型，头晕目眩，头痛如裹，纳呆，舌红苔厚腻、脉滑；气滞血瘀型，刺痛为主，痛处固定，肢体麻木，舌暗红、脉弦涩。肝肾不足、气血亏虚型，腰膝酸软，眩晕耳鸣，心悸气短，倦怠乏力，面色无华，包括肝肾阴虚（心烦多梦、目睛干涩、舌红苔少、脉细数）和肝肾阳虚（四肢不温、形寒畏冷、舌淡苔白、脉细迟）。腰痹病常发于老年患者，肝肾不足，或随着生活方式的改变，年轻患者时有劳欲过度，损耗肾气，气血亏虚，气不行血，气虚血瘀，对于前者卢桂梅教授多用经典复方独活寄生汤加减以补益肝肾，对于后者卢桂梅教授多用经典复方补阳还五汤加减以益气、活血、通络。

医案一：风湿热痹型

◎ **黄某，男性，62岁。**

就诊日期： 2019年11月1日，农历：十月初五，发病节气：霜降后。

主诉： 左侧足背部及左侧拇趾红肿热痛反复2年，加重3日。

现病史： 患者2年前无明显诱因下出现左侧足背部及左侧拇趾红肿热痛，3日前再发，平素没有系统服用降尿酸西药，并要求服用中药治疗。症见左侧足背部及左侧拇趾红肿，局部皮温升高，疼痛拒按，夜间尤甚，伴有活动受限，口干口苦，小便黄，大便结，一日一行，量少，质硬，纳可，寐差。

四诊： 神清，精神差，表情自然，面色正常，形体适中，言语清晰，语声正常，气息平顺，舌红苔黄腻，脉弦数。

体格检查： 心肺未见异常，腹平软，肝、脾未扪及异常，左侧足背部及趾关节屈伸受限，疼痛拒按。

中医辨证分析： 患者因平素嗜海鲜、辛辣食物，致湿热之邪壅滞经络，而湿性重浊，停滞于下，气血痹阻不通，则足背部及拇趾红肿热痛，口干口苦，小便黄，大便结；湿为阴邪，则夜间尤甚，寐差，故发本病。

中医诊断（证型）： 痹病（风湿热痹）。

西医诊断： 痛风。

治则治法：清热通络，祛风除湿。

中药方药：

忍冬藤20g	蒲公英20g	宽筋藤20g	延胡索12g
车前草30g	连翘12g	桑枝20g	牡丹皮9g
薏苡仁30g	秦艽9g	黄芩12g	厚朴9g
茯苓30g	甘草6g		

5剂，每日1剂，水煎服，早晚口服。

二诊：药后左侧足背部及大拇趾红肿热痛明显减轻，活动稍受限，口苦症状尚有，时有头痛，恶风，小便微黄，大便正常，舌红苔厚，脉弦数。守上方去蒲公英、延胡索、牡丹皮、厚朴，加钩藤10g、威灵仙12g、荆芥9g、三七9g。再服5剂，每日1剂，水煎服。随访半个月未发。

按语：本案患者左侧足背及左侧拇趾红肿热痛反复，疼痛拒按，伴有活动受限，口干口苦，小便黄，大便结，质硬，寐差，舌红苔黄腻，脉弦数。发病多责之于肝、肾，与脾胃相关。辨证多从风湿热着手，运用清热通络，祛风除湿之剂施治。方中忍冬藤、连翘、蒲公英、黄芩、车前草清热祛湿；秦艽、薏苡仁、桑枝、茯苓祛风除湿，健脾利水；宽筋藤、延胡索、牡丹皮、厚朴行气通络，燥湿除满；甘草调和诸药，共奏清热通络，祛风除湿。二诊时患者左侧足背及拇趾红肿热痛明显减轻，小便微黄，大便正常，舌红苔厚，故守方去蒲公英、延胡索、牡丹皮、厚朴，因现有头痛，恶风，加之舌红苔厚，脉弦数，有风热犯表之像，故加钩藤，威灵仙，荆芥，三七以解表祛风，通络止痛。

医案二：肝肾亏虚型

◎**余某，女性，64岁。**

就诊日期：2013年11月2日，农历：九月廿九，发病节气：霜降后。

主诉： 反复头晕伴左上肢麻木5年。

现病史： 患者5年前劳累后头晕不适，左上肢麻木，颈部僵硬，曾到外院等行针灸、推拿相关治疗，症状稍缓解。但仍时有反复，1周前，患者再发头晕，伴左上肢麻木，为进一步康复治疗，于今日来我院门诊，门诊拟"颈椎病"为诊断收入。入院症见患者头晕，周身酸痛，颈肩部僵硬不适，腰部酸痛，左下肢轻微麻木，偶有心悸心慌，口干口苦，纳可眠差，二便调。

四诊： 神志清楚，精神疲倦，表情自然，双目少神，形体适中，言语清晰，语声正常，气息平顺，二便调，舌淡红苔薄白，舌体偏大，舌体边有齿痕，脉弦细。

体格检查： 颈椎生理曲度变直，颈部肌肉紧张，颈椎棘突及椎旁压痛（＋），叩顶试验（＋），椎间孔分离试验（－），转颈试验（－）。

辅助检查： 2012年11月1日，行颈椎MRI检查，示C_4/C_5、C_5/C_6椎间盘突出。

中医辨证分析： 缘患者久病，肾虚夹痰湿，脾虚不足，无以运化水湿，痰浊上扰，肝肾亏虚，气血运行不畅，痰湿血瘀凝滞肢体脉络，故见肢体麻木，周身酸痛，故发本病。

中医诊断（证型）： 项痹病（肝肾亏虚）。

西医诊断： 颈椎病（神经根型）。

治则治法： 补肝肾、疏通经络、兼祛湿。

中药方药：

桑寄生15g	续断12g	杜仲12g	威灵仙15g
丹参9g	鸡血藤15g	地龙9g	宽筋藤12g
三七粉2g	怀牛膝12g	千斤拔15g	黄芩9g
甘草6g			

14剂，每日1剂，水煎服，早晚口服。随访1个月未发。

按语：本病以反复头晕起病，伴有周身酸痛，颈肩部僵硬不适，腰部酸痛，左下肢轻微麻木，偶有心悸心慌，口干口苦，发病多责之于肝肾，辨证多从痰湿、气滞血瘀着手，运用补肝肾、疏通经络、兼祛湿之剂施治。以独活寄生汤加减，以加丹参活血通络，威灵仙、千斤拔祛湿行经、宽筋藤舒筋活络，诸药合用，疗效显著。

医案三：气虚血瘀型

◎**杨某，女性，76岁。**

就诊日期：2014年3月1日，农历：二月初一，发病节气：雨水后。

主诉：双下肢反复酸胀3年余。

现病史：缘患者3年前自觉左下肢疼痛活动后症状加重，自服扶他林缓解疼痛，期间未予系统治疗，去年2月左下肢疼痛并腰部酸痛，腰椎MRI示腰椎滑脱，腰椎间盘突出，后于加重自行调养，疼痛加重口服止痛药控制。后入院多次于我科行针灸、推拿、物理治疗，现患者为进一步康复治疗，于今日来我院门诊，门诊拟"腰椎滑脱"为诊断收入。入院症见患者行走时双下肢外侧疼痛，左下肢为甚，劳累后症状加重，卧床休息可缓解，口干欲饮，纳眠可，二便正常。

四诊：神志清晰，精神一般，痛苦面容，双目有神，形体适中，言语清晰，行走困难，语声正常，气息平顺，二便调，舌淡红苔薄白，脉细涩。

体格检查：腰椎活动度尚可，两侧肌肉紧张，L_5/S_1棘突及棘旁压痛（+），4字试验（-），无双下肢肌力减弱，巴氏征（-），余病理征未引出。

辅助检查：腰椎X线检查示，移行椎，腰椎退行性变。L_5前滑脱1度。

中医辨证分析：患者疼痛日久，加之患者年老，脏腑功能日渐亏虚，《黄帝内经》云："血为气之母，气为血之帅。"气虚则无以推动血液运行，久而化瘀，痹阻经络，正所谓不通则痛，不荣则通，故见肢体疼痛，活动后加重，故发本病。

中医诊断（证型）：腰痹痛（气虚血瘀）。

西医诊断：腰椎滑脱症。

治则治法：益气活血，通络行经。

中药方药：

黄芪50g	赤芍12g	川芎9g	当归尾9g
桃红9g	红花9g	地龙9g	全蝎（人工饲养）3g
蜈蚣3g			

7剂，每日1剂，水煎服，早晚口服。

二诊：药后疼痛较前明显好转，左下肢出现轻度麻木，二便调，舌淡红苔薄白，脉涩。守上方去蜈蚣、全蝎（人工饲养），再服7剂，每日1剂，水煎服，早晚口服。随访1个月症状明显好转。

按语：本病以下肢反复酸胀起病，伴有口干欲饮，舌淡红苔薄白，脉细涩，发病多责之于肝、肾，辨证多从气虚、血瘀着手，运用益气活血，通络行经之剂施治。方用补阳还五汤加减，其中重用黄芪，大补脾胃之元气，使气旺血行，瘀去络通。当归尾，长于活血，兼能养血，因而有化瘀而不伤血之妙，赤芍、川芎、桃仁、红花，助当归尾活血祛瘀，佐以地龙通经活络。共奏补气活血通络之功。二诊时因其疼痛较前明显好转，且肢体轻微麻木，故守方去蜈蚣、全蝎（人工饲养）。

❖❖❖ 医案四：风寒湿痹型 ❖❖❖

◎**洪某，女性，58岁。**

就诊日期：2013年8月16日，农历：七月初十，发病节气：立秋后。

主诉：四肢末端疼痛麻木30余年，加重1周。

现病史：患者30年前产后开始出现四肢末端疼痛、麻木、曾到当地医院进行求治（具体治疗不祥），未见明显效果。30年来症状持续，未系统治疗。1周前四肢末端疼痛麻木加重，为进一步康复治疗，于今日来我院门诊，门诊拟"末梢神经炎"为诊断收入。入院症见患者四肢末端疼痛、麻木，局部皮肤无红肿，恶寒发冷，偶有口干口苦，二便调。

四诊：神清，精神可，痛苦面容，双目有神，形体适中，言语清晰，语声正常，气息平顺，二便调，舌淡红苔薄白，脉弦细。

体格检查：四肢末端对称性感觉异常，感觉过敏；颈部肌肉稍紧张，双侧肌肉压痛（＋），生理反射正常，病理反射未引出。

辅助检查：2013年6月体检，诊断为颈椎病。

中医辨证分析：缘患者产后感受风寒湿邪，寒性偏胜，寒性凝滞，主收引，邪流经络，痹病气血，故见肢体关节紧痛不移；遇寒则血愈凝涩，故疼痛加剧，故发本病。

中医诊断（证型）：痹病（风寒湿痹）。

西医诊断：①末梢神经炎；②颈椎病。

治则治法：祛风化湿，活血通络。

中药方药：

威灵仙12g	薏苡仁15g	桑枝30g	宽筋藤30g
地龙9g	鸡血藤15g	赤芍12g	延胡索12g
三七粉2g	甘草6g	丹参9g	乌药9g

7剂，每日1剂，水煎服，早晚口服。

二诊：药后四肢末端疼痛麻木好转，各关节之疼痛亦较前缓解。故守上方再服7剂。随访1个月未发。

按语：本病以四肢末端麻木疼痛起病，伴有口干口苦，舌淡红苔薄白，脉弦细，发病多责之于脾与肾，辨证多从寒湿、血瘀着手，运用祛风化湿，活血通络之剂施治。方中予威灵仙、薏苡仁祛风湿，桑枝、宽筋藤、地龙、鸡血藤、乌药以通络止痛，赤芍、延胡索以活血通经，加以三七、丹参活血调血，以甘草调和诸药，共奏奇效。二诊时患者病情明显好转，故沿用上方继服，以期痊愈。

医案五：痰湿内阻，肝气郁结型

◎吴某，女性，50岁。

就诊日期：2013年9月10日，农历：八月初六，发病节气：白露后。

主诉：颈部酸痛不适，伴双上肢麻木半年余。

现病史：缘患者今年3月份无明显诱因下出现头晕、颈部酸痛，双上肢麻木，至第一家医院求治，拟"颈椎病"为诊断收住院，经药物、针灸等治疗后症状稍缓解后出院。出院后症状反复，曾到第二家医院及我院门诊治疗。1周前患者症状再次发作，颈部酸痛及双上肢麻木为主，为求系统治疗，遂由门诊拟"颈椎病"为诊断收入我科，步行入院。入院症见颈部酸痛，双上肢麻木，远端为甚，右上肢稍乏力，偶有头晕头痛，头重如裹，纳可，眠一般。肺结核病史30余年，自诉已痊愈。

四诊：患者神清，精神疲倦，焦虑状态，双目无神，形体适中，舌暗红苔黄白厚。

体格检查：颈椎生理弯曲稍变直，颈椎各方向活动明显受限，左右旋转约30度，左右侧屈约15度，颈椎各棘间、椎旁广泛性压痛，C_1/C_2、C_2/C_3棘间压痛较明显。双侧椎旁肌肉紧张，椎间孔挤压试验（＋），叩顶试验（＋），双臂丛神经牵拉试验（＋）。

中医辨证分析：缘患者脾虚不能运化水湿，聚而日久化热，湿久必化成痰，患者情绪波动大，易肝郁气滞。

中医诊断（证型）：项痹病（痰湿内阻，肝气郁结）。

西医诊断：颈椎病。

治则治法：清热祛湿，疏肝解郁。

中药方药：

菊花9g	天麻9g	葛根15g	钩藤9g
蒺藜9g	丹参9g	黄芩12g	法半夏9g
枳壳6g	郁金12g	地龙9g	蔓荆子12g
甘草6g			

7剂，每日1剂，水煎服，早晚口服。

二诊： 药后颈部疼痛较前缓解，上肢麻木也减轻，纳可寐安，二便调。守上方加上宽筋藤15g、桑枝15g，再服7剂，随访1个月未发。

按语： 本病以颈痛、肢体乏力起病，伴有头重如裹。睡眠一般，舌暗红苔黄白厚。故发病多责之于脾与肝，辨证多从湿热、肝郁着手，运用清热祛湿，疏肝解郁之剂施治。方中菊花、黄芩、蔓荆子、葛根、地龙清热祛湿，用法半夏祛痰，枳壳、郁金、蒺藜、丹参疏肝、解郁、除烦，并用天麻、钩藤清肝，甘草补益、调和诸药，共奏奇效。二诊时虑其颈部仍疼痛、尚有肢体麻木。故守方加宽筋藤、桑枝，以达通经、活络、祛湿之效。

医案六：风湿热阻、肝郁气滞型

◎**罗某，女性，53岁。**

就诊日期： 2013年11月19日，农历：十月十七，发病节气：立冬后。

主诉： 反复颈背痛、右手麻木10年余，加重1个月。

现病史： 缘患者于10年前开始体力出现颈背部疼痛不适，时有右手指麻木，以3～5指为主，体力劳动及天气变化后上述症状加重，在当地医院间断行中药、理疗等治疗后可缓解，但易反复，时有头晕头痛不适感，未进行系统诊治。1个月前颈背痛、右手麻木症状明显，现为求进一步系统治疗前来我科，拟以"颈椎病"为诊断收住入院。入院症见颈背部酸痛，时有头晕头痛，加重时恶心欲呕，天气转变时明显，胃脘部疼痛胀闷，恶心嗳气不适，纳寐差，二便一般。既往史：3个月因胃脘部疼痛在当地医院行胃镜检查诊断为胃溃疡，现患者时有胃痛，间断口服吗丁啉。

四诊：患者神清，精神稍疲倦，表情痛苦，双目有神，形体偏瘦，舌暗红苔薄白，脉弦滑微数。

体格检查：颈椎生理弯曲稍变直，颈椎前屈后伸时活动稍受限，左右旋转约30度，左右侧屈约15度，颈椎各棘间、椎旁广泛性压痛，C_1/C_2、C_2/C_3棘间压痛较明显。双侧椎旁肌肉紧张，椎间孔挤压试验（＋），叩顶试验（＋）。

辅助检查：待回复。

中医辨证分析：缘患者为中老年女性，脾胃气虚，脾虚有湿，湿气阻滞经络，加之久病存瘀，瘀血留滞经络，不通则痛，故见颈背痛，平素时有情绪波动，肝郁气滞，气滞不通，故见胃痛。

中医诊断（证型）：项痹病（风湿热阻、肝郁气滞）。

西医诊断：颈椎病。

治则治法：祛风清热，除湿通络，兼以行气止痛。

中药方药：

葛根15g	钩藤12g	桑枝20g	宽筋藤15g
延胡索12g	薏苡仁15g	郁金9g	枳壳9g
三七粉2g	甘草6g	黄芩12g	木香9g
威灵仙12g			

7剂，每日1剂，水煎服，早晚口服。

二诊：药后颈部疼痛较前缓解，但头痛症状没有减轻，加重时恶心欲呕，守上方去葛根、郁金，加上蔓荆子12g、砂仁6g、川芎9g，再服7剂。随访1个月症状未发。

按语：本病以颈背痛、手麻起病，伴有头晕头痛、恶心欲呕、胃脘部疼痛胀闷，恶心嗳气不适，纳寐差，舌暗红苔薄白，脉弦滑微数。发病多责之于脾胃与肝，辨证多从湿热、气滞着手，运用祛风清热，除湿通络，兼以行气止痛之剂施治。方中桑枝、钩藤、黄芩、葛根祛风湿清热，薏苡仁、威灵仙祛风利湿。用宽筋藤、枳壳行气通络，用郁金、三七、延胡索活血祛瘀，木香行气止痛。甘草补益、调和诸药，效果显著。二诊时患者颈部疼痛较前缓解，胀痛好转，情志尚可，故守方去葛根、郁金，虑其恶心欲呕、加之颈部疼痛，故加蔓荆子、砂仁、川芎以求降逆止呕、活血止痛之效。

医案七：肝肾亏虚型

◎郭某，女性，56岁。

就诊日期：2014年1月15日，农历：腊月十五，发病节气：小寒后。

主诉：腰背痛3年余，双下肢麻木2年余。

现病史：缘患者于3年前胸椎神经鞘瘤手术治疗，随后出现腰部疼痛，以腰部为主，双下肢轻度牵拉痛，外侧为甚，曾在外院治疗，诊断为"腰椎间盘突出症"。经过治疗症状有所减轻后出院，2年中上述症状有反复，双下肢麻木、乏力，二便失禁，为求进一步系统诊治，于今日到我院门诊就诊，门诊以"腰腿痛"收入我科。入院症见腰背部酸痛，双下肢麻木乏力，肋弓以下皮肤痛觉过敏，腹部束带感，颈痛，双上肢夜间麻木、胀痛，偶有头胀，纳可，药物辅助大便，小便控制欠佳，舌红少津苔薄白，脉弦细。既往高血压病史10年。

四诊：患者神清，精神尚可，表情痛苦，双目有神，形体适中，舌红少津苔薄白，脉弦细。

体格检查：腰椎活动无明显受限，腰椎旁有压痛，左踇背伸肌力较右侧减弱。左4字试验（＋）。

辅助检查：2013年7月行腰椎MRI检查，示①腰椎退行性变；②L$_4$/

L_5、L_5/S_1椎间盘突出（后正中型）。

中医辨证分析：腰为肾之府，腰痛主要与肾相关，缘患者年至五六十，肝肾亏虚，患者肢体有麻木感，气虚不行血，血瘀滞脉络，故见肢体麻木。

中医诊断（证型）：腰椎痛（肝肾亏虚）。

西医诊断：腰椎间盘突出症。

治则治法：补益肝肾，行气活血。

中药方药：

桑寄生15g	杜仲12g	牛膝9g	黄柏6g
钩藤12g	地龙9g	宽筋藤15g	鸡血藤15g
太子参15g	郁金10g	枳实6g	火麻仁10g
甘草6g			

7剂，每日1剂，水煎服，早晚口服。

二诊：药后腰痛、麻木感缓解。守上方再服7剂。随访1个月症状未发。

按语：本病以腰背痛起病，伴有双下肢麻木乏力、偶有头胀，舌红少津苔薄白，脉弦细。发病多责之于肝、肾，辨证多从气血亏虚着手，运用补益肝肾，行气活血之剂施治。方中用桑寄生、杜仲、牛膝皆有补肾阳的作用，以黄柏、钩藤、地龙清热，用宽筋藤、鸡血藤活血通络，甘草补益、调和诸药，共奏奇效。二诊时虑其好转，故守上方继服，以待康复。

7. 脉痹（静脉炎、大动脉炎、动脉硬化及雷诺病等）——初期多以清热利湿、活血通络为法

脉痹始见于《黄帝内经》："风寒湿三气杂至，合而为痹也……以夏遇此者为脉痹。"《痹证通论》："凡风、寒、湿、热、毒等邪侵入

血脉，气血滞涩甚至瘀闭不通，或外邪久羁，耗气伤血，脉道空虚，出现脉搏减弱甚或消失，患肢麻木、酸胀、疼痛者谓之脉痹证。"杨丽娜等界定脉痹是因营卫失调，腠理空虚，风寒湿邪乘虚侵入血脉，脉道瘀阻所致。

卢桂梅教授认为，脉痹发病初期多因外邪侵入血脉后，气血运行受阻，脉道滞涩不通成瘀，且广东地处岭南，多湿热，最终致水瘀互结、聚而化热，急则指其标，初期偏于祛邪，多以清热利湿、活血通络为法；病程日久，或反复感邪，多耗伤气血、血脉枯竭、脉道空虚，后期多气血亏虚，偏于扶正，以补益气血、扶正祛邪为法。

医案：水瘀互结型

◎何某，女性，80岁。

就诊日期：2014年2月7日，农历：正月初八，发病节气：立春后。

主诉：双下肢肿胀灼痛1月余。

现病史：缘患者1月前无明显诱因下出现双下肢肿胀，日渐出现灼热疼痛，自行经红外线理疗后未见明显好转，双下肢小腿肤温升高，颜色加深。为进一步康复治疗，于今日来我院门诊，门诊拟"闭塞性脉管炎"为诊断收入。入院症见患者双下肢肿胀，以小腿前外侧为甚，局部伴灼热感，伴腰膝疼痛，呈酸胀性质，行走稍困难，须扶拐杖，无明显胸闷气促，无恶寒发热，无咳嗽，纳、眠可，夜尿1次，二便调。

四诊：神志清楚，精神疲倦，痛苦面容，双目有神，形体适中，行走稍困难，须扶拐杖，言语清晰，语声正常，气息平顺，二便调，舌红苔少薄白，脉弦滑数。

体格检查：双小腿肿胀，色素沉着，深反射正常，巴氏征（－）。

辅助检查：2013年12月31日，我院动静脉彩超示右下肢动脉硬化，右下肢股浅静脉，有附壁血栓形成可能，右下肢股总静脉、股深静脉、腘静脉、胫前静脉、胫后静脉血流充盈缓慢，未见血栓形成，右下肢浅静脉未见扩张。

中医辨证分析：缘患者平素饮食失常，脾虚无以运化水湿，水湿下注，气血运行不畅，血停成瘀，水湿无以运化，聚而化热，水瘀互结，阻滞脉络而发为本病。

中医诊断（证型）：脉痹病（水瘀互结）。

西医诊断：闭塞性脉管炎。

治则治法：清热祛湿，活血通络。

中药方药：

毛冬青60g	蒲公英20g	金银花12g	连翘9g
黄柏6g	薏苡仁30g	丹参9g	赤芍12g
三七粉1g	延胡索12g	红花6g	桑枝30g
甘草6g	木通6g		

7剂，每日1剂，水煎服，早晚口服。

二诊：药后双小腿肿胀明显好转，行走后疼痛较前减轻，舌淡红苔少薄白，脉弦数。守上方去木通，再服7剂，每日1剂，水煎服，早晚口服。随访疼痛症状缓解。

按语：本病以双下肢灼痛起病，伴腰膝疼痛、酸胀，舌红，脉弦滑数。发病多责之于脾与肾，辨证多从湿热、血瘀着手，运用清热祛湿，活血通络之剂施治。方中毛冬青、蒲公英、金银花、连翘、黄柏以清热解毒，配以薏苡仁、木通祛湿，桑枝以通络，并与赤芍、三七、延胡索等活血行经，以调畅气血运行，诸药合用，效果显著。二诊时虑其双小腿肿胀明显好转，疼痛较前减轻，故守方去木通。

8. 泄泻——消食导滞、清利湿热为法

泄泻，是指由于脾胃运化功能失调，湿邪内盛所致的，以排便次数增多，粪质溏薄或完谷不化，甚至泻出如水样为主症的病证。《黄帝

内经》将本病称为"泄"，亦有"鹜溏""飧泄""濡泄""洞泄"和"注泄"等说法，直到宋代以后统称为"泄泻"，亦称"暑泄""大肠泄"。现代医学中属于本病范畴的病种众多，凡是以消化器官发生功能性或器质性病变导致的腹泻，如急慢性胃肠炎、胃肠功能紊乱、腹泻型肠易激综合征、功能性腹泻等，或其他脏器病变影响消化吸收功能，并以泄泻为主症的疾病，均可参照本病诊治。（罗仁、曹文富主编《中医内科学》）

卢桂梅教授认为本病的病因主要有感受外邪、饮食不节、情志失调、病后体虚、禀赋不足。《黄帝内经·素问》曰："因于露风，乃生寒热……乃为洞泄""寒气可与小肠，小肠不得成聚，故后泄腹痛矣""诸呕吐酸，暴注下迫，皆属于热""清气在下，则生飧泄……湿盛则濡泻"，说明风、寒、湿、热侵犯机体均可导致泄泻，同时亦有相当的篇幅论述饮食不节，损伤脾胃，下为飧泄。广东处于岭南之地，气候温热潮湿，患者以脾虚湿困挟热多见，卢桂梅教授临床以饮食积滞所致脾胃受损，湿困脾土，脾失健运，脾胃运化失常而致泄泻为常见，因此卢桂梅教授选方多因地制宜，治以消食导滞，清利湿热，方中常配伍茵陈、黄芩、车前草、茯苓等药清热祛湿。

医案：食滞肠胃型

◎罗某，男性，60岁。

就诊日期：2018年8月24日，农历：七月十四，发病节气：处暑后。

主诉：泄泻1日。

现病史：患者因昨日早上食用带酸味的馒头后开始出现泄泻，一日六行，大便呈蛋花样，伴有胃脘部抽痛，反酸，口苦，肛门伴有刺热感，神清，精神差，表情自然，面色正常，形体适中，言语清晰，语声正常，气息平顺，纳、寐可，小便正常。

四诊：神清，精神一般，表情自然，面色正常，形体适中，言语清晰，语声正常，气息平顺，舌红苔薄黄，脉弦数。

体格检查：心肺未见异常，肝、脾未扪及异常，脐周疼痛拒按。

中医辨证分析：患者因误食不洁食物，使脾胃受损，胃肠传化失司，故见胃部抽痛，反酸，泄泻；中焦湿热下注，则见肛门刺热感，舌红苔薄黄，脉弦数，故发本病。

中医诊断（证型）：泄泻（食滞肠胃）。

西医诊断：急性胃肠炎。

治则治法：消食导滞，清利湿热。

中药方药：

茵陈12g	黄芩12g	车前草20g	茯苓12g
麦芽12g	海螵蛸9g	甘草6g	木香9g
半夏9g	砂仁（后下）6g		鸡骨草20g
麦冬9g			

3剂，每日1剂，水煎服，早晚口服。随访1个月未发。

按语：本案因食不洁食物而致泄泻，伴有胃脘部抽痛，反酸，口苦，肛门刺热感；发病多责之于肠胃，辨证多从湿热、食滞着手，运用消食导滞，清利湿热之剂施治。方中茵陈、黄芩、车前草、茯苓清热祛湿；麦芽、木香、半夏、砂仁消食和中、降逆止呕；鸡骨草、海螵蛸制酸止痛；麦冬养阴生津；甘草补益、调和诸药，共奏消食导滞，清利湿热之功。

9. 腹痛——以疏肝健脾，兼顾清利湿热、消食化瘀为法

腹痛是指胃脘以下，耻骨毛际以上部位发生疼痛为主要表现的病证。其病位在脾胃，发病与肝肺密切相关，多由脏腑气机不利，或筋脉失养而成。《金匮要略·腹满寒疝病宿食病脉证治》对腹痛性质作了概括性总结："病者腹满，按之不痛为虚，痛者为实，可下之。"腹痛是

临床上极为常见的一个症状，现代医学中以腹痛为主要表现的疾病，如急慢性胰腺炎、胃肠痉挛、不完全性肠梗阻、肠粘连、泌尿系结石和肠道寄生虫等，均可参照本病治疗。（罗仁、曹文富主编《中医内科学》）

《黄帝内经》提出外邪客于胃肠可致腹痛，"寒气客于肠胃之间，墨渊之下，学不散，小络急引故痛""热气留于小肠，肠中痛，瘅热焦渴，则坚干不得出，故痛而闭不通矣"。《仁斋直指方》则指出腹痛病因可分为寒热、死血、食积、痰饮、虫积等。至金元时期，李杲强调"痛则不通"的病例学说。对于各代医家对腹痛病因病机的阐述，并根据多年来的临床实践，卢桂梅教授总结出自己的经验，其认为腹痛的病因有气滞、气虚、感寒、热积、血凝、滚阻、虫积、血虚等。病机继承了"不通则痛，不荣则痛"的学说，认为肝失疏泄、气机阻滞、气血经脉运行不畅，以及脾胃虚寒、运化乏力、气血不足，均是腹痛的病机所在。治疗本病针对实证治以疏肝健脾，祛邪疏导；针对虚症，则温中补虚，益气养血。

医案：肝气郁结，脾虚湿热型

◎**罗某，女性，77岁。**

就诊日期：2013年8月10日，农历：七月初四，发病节气：立秋后。

主诉：反复下腹隐痛3年余，加重伴头晕1周。

现病史：缘患者于3年来反复下腹疼痛，大便日行2～3次，量少，时干时稀，便后疼痛未见缓解。曾于第一家医院、第二家医院、我院予以营养、解痉止痛、改善骨代谢、调整肠道菌群紊乱等治疗，后症状得以缓解。一周前，患者腹部隐痛加重，伴头晕不适，未予就诊治疗，症状未见缓解，为求进一步诊断治疗，于今日来我院门诊就诊，门诊以"腹痛查因"收入针灸康复科。入院症见下腹隐痛，双胁部疼痛，头晕，口干口苦，纳眠差，小便调，大便量少。既往糖尿病病史3年余，哮喘病史

25年余，现服用氨茶碱、孟鲁司特钠片口服治疗，病情控制较稳定。

四诊：患者神清，精神疲倦，表情痛苦，双目有神，形体适中，脉弦滑，舌淡红苔白厚。

体格检查：腹平软，未见腹壁静脉曲张，未见胃肠型、蠕动波，下腹散在轻度压痛，无反跳痛，墨菲征（–），麦氏点无压痛，肝脾及双肾区无叩击痛。肠鸣音减弱。

辅助检查：待回复。

中医辨证分析：缘患者年老体弱，脾气虚弱，水湿健运，积聚内停，故见纳差，湿从热化，脾胃湿热，故见大便量少，脾气虚弱则气化失常，肝气郁结，不通则痛，故见下腹隐痛，双胁疼痛。舌质淡红苔白厚，脉弦滑亦为肝气郁结，脾虚湿热之象。

中医诊断（证型）：腹痛（肝气郁结，脾虚湿热）。

西医诊断：胃肠功能紊乱。

治则治法：疏肝理气，清热导滞。

中药方药：

柴胡9g	木香6g	郁金9g	延胡索9g
川楝子9g	黄芩12g	大腹皮12g	厚朴6g
枳实6g	玄参9g	麦冬9g	火麻仁20g
芦荟3g			

7剂，每日1剂，水煎服，早晚口服。随访1个月未发。

按语：本病以反复下腹隐痛起病，伴有双胁部疼痛，头晕，口干口苦，纳眠差，舌淡红苔白厚，脉弦滑。发病多责之于脾胃与肝，辨证多从肝郁、湿热着手，运用疏肝理气，清热导滞之剂施治。方中用柴胡、木香疏肝理气，火麻仁、芦荟清热通便。不通则痛，用郁金、延胡索活血止痛。用枳实、厚朴、大腹皮行气宽中。玄参、麦冬滋阴清热，诸药合用，共奏奇效。

10. 颤病——从"肝、肾"论治

颤病属于"风病"范畴，是指以头部或肢体摇动、颤抖为主要临床表现的一类病证，又称"振掉""颤振"。在现存的医学文献中，有类似的记载见于《素问·至真要大论》："诸风掉眩，皆属于肝。"《素问·脉要精微论》："骨者髓之府，不能久立，行则振掉，骨将惫矣。"本病多发于中老年人，一般起病隐袭，逐渐加重，不能自行缓解。根据本病的临床表现，现代医学的帕金森病、帕金森综合征、肝豆状核变性、小脑病变的姿位性震颤、特发性震颤等疾病，凡具有颤病临床特征的椎体外系疾病和某些代谢性疾病，均可参照颤病的辨证论治。

卢桂梅教授认为，本病病机为肝风内动，筋脉失养，病位在筋脉，与肝、肾、脾等脏关系密切。根据明代楼英："颤，摇也；振，动也。风火相乘动摇之象，比之瘈疭，其势为缓……此症多由风热相合，亦有风寒所中者，亦有风夹湿痰者，治各不同也。"并在中风篇中指出："风颤者，以风入于肝脏，经络上气，不守正位，故使头招面摇，手足颤掉也。"明代王肯堂《证治准绳·颤振》指出："此病壮年鲜有，中年以后乃有之，老年尤多。夫老年阴血不足，少水不能制盛火，极为难治。"治疗本病需注意辨清本虚标实，本虚在肝肾阴虚、气血不足，标实为风、火、痰、瘀等。老年人正气亏虚，肝肾不足，肝主筋，肾主骨，肝肾不足则筋骨痿软，肾为作强之官，主司技巧，肾亏技巧不能，作强失司，故见肢体不自主震颤。尤其是身居岭南地区，气候湿热，稍加恣食膏粱厚味则伤脾碍胃，脾失健运则聚湿生痰，痰湿内阻，痰浊阻滞经络而动风；或嗜酒滋生内热，痰热互结，壅阻经脉，影响气血运行，致筋脉肌肉失养而病颤。故卢桂梅教授认为，治疗初期当以清热、化痰、息风为主；病程较长，年老体弱，其本虚之象逐渐突出，治疗当以滋补肝肾、益气养血、滋补阴阳为主，兼息风通络，又因为本病多发于中老年人，因此治疗更偏重于补益肝肾，以求治本。临床以肝肾亏虚、痰热内阻常见。卢桂梅教授以多年临床经验并结合现代人颤病的特点，常以黄芩、钩藤为君药，黄芩清热化痰、钩藤镇肝息风止颤，《医学纲目·颤振》指出："钩藤，手、足厥阴药也。足厥阴主风，手厥阴主火，惊痫眩运，皆肝风相火之病，钩藤通心包于肝木，风静火熄，则诸症自除。"连翘、板蓝根、甘草育阴清热、缓急止颤；鳖甲育阴潜阳、平肝息风；白芍、麦冬、石斛、生地黄补益肝肾、滋阴养血润燥。卢桂梅教授认为，颤病外在表现在筋脉，其病本在肝脾肾，患者多数年高病久，治宜缓图，慎用耗伤气血阴阳等攻伐之品，在治疗的同时应注意加强肢体功能锻炼，可选练八段锦、太极拳等。

医案：肝肾亏虚型

◎王某，女性，20岁。

就诊日期：2014年3月10日，农历：二月初十，发病节气：惊蛰后。

主诉：左上肢震颤1月余。

现病史：缘患者2013年12月底无明显诱因下出现头痛不适，于第一家医院诊治，头痛无明显缓解，2014年1月出现发作性意识障碍，遂就诊于第二家医院，查头颅考虑病毒性脑膜炎，住院期间出现肢体乏力，头痛、抽搐等症状，经抗病毒等治疗后转入第三家医院行康复治疗，经针灸、康复配合抗癫痫等治疗，仍遗留肢体震颤，以左上肢为甚，为进一步康复治疗，于今日来我院门诊，门诊拟"病毒性脑膜炎（恢复期）"为诊断收入院。入院症见患者记忆力、反应力、判断力稍减弱，左上肢小幅度震颤，以左手为甚，静止状态下出现，纳眠一般，二便正常。舌红苔少，脉弦细。

四诊：患者神清，精神可，言语清晰，左上肢小幅度震颤，以左手为甚，静止状态下出现，行走稳定，无异常步态，二便正常。舌红苔少，脉弦细。

体格检查：面部表情僵硬，双上肢震颤，左上肢明显，四肢肌力5-

级，肌张力增高，深反射亢进；霍夫曼征（－），脑膜刺激征（－）。

辅助检查： 2014年1月20日，脑电图检查，示重度异常脑电图。2014年1月26日，头颅MRI+血管MRI，示右额颞顶叶异常信号，结合临床，考虑脑炎。

中医辨证分析： 缘患者属于温热病后期，温热之邪灼伤阴液，阴液耗伤而致肝肾阴虚，阴虚风动，阴虚而不能濡养筋血，筋血失养而致震颤，故发本病。

中医诊断（证型）： 颤证（肝肾亏虚）。

西医诊断： ①病毒性脑膜炎（恢复期）；②继发性癫痫。

治则治法： 清热滋阴，镇痉祛风。

中药方药：

黄芩15g	连翘9g	板蓝根12g	麦冬9g
石斛9g	钩藤12g	地龙9g	白芍12g
鳖甲9g	生地黄12g	甘草6g	

14剂，每日1剂，水煎服，早晚口服。随访左侧肢体震颤幅度较前减轻，面部表情较前丰富。

按语： 本病因左上肢震颤起病，伴有面部僵硬，舌红苔少，脉弦，具有热、风的性质，发病多责之于肝、肾，辨证多从温热、阴虚着手，运用清热滋阴，镇痉祛风之剂施治。方中黄芩、连翘、板蓝根以清热，麦冬、生地黄、石斛以滋阴养阴，予钩藤、地龙行经通络，加白芍以柔肝养筋，鳖甲以镇痉祛风，甘草调和药性，共奏奇效。

11. 蛇串疮——多与情志不遂和饮食不节相关

蛇串疮，又名缠腰火丹或火带疮等，《医宗金鉴》云："缠腰火丹，此证俗名称蛇串疮，有干湿不同，红黄之异，皆如累累珠形"。西医称此为带状疱疹，现代医学研究表明，是以水痘—带状疱疹病毒所引起的在皮肤表面成簇聚集的水疱，常沿身体一侧的周围神经分布区呈带状排列，并伴有显著的神经痛为特征的病毒性皮肤疾病。

其发病机制多为本虚标实，本虚为机体阳气虚弱，标实为热、毒、寒、湿等淫邪入其发病。卢桂梅教授主张本病多与情志不遂和饮食不节相关，由于情志内伤，肝气郁结，久而化火，肝经火毒蕴积，夹湿、火等邪气而发，导致气血凝滞，经络不通，以致疼痛剧烈。临床以肝经郁热、气滞血瘀证较为多见，治疗以清热解毒、行气活血止痛为主要治法，初期以清热解毒、凉血活血为主，后期以行气活血、通络止痛为主，体虚者则以扶正祛邪与通络止痛并用。卢桂梅教授认为蛇串疮发病期间除了饮食清淡，同时也要保持心情舒畅，以免肝郁气滞化火而加重病情。

医案：湿热毒盛型

◎徐某，女性，67岁。

就诊日期：2013年12月8日，农历：十一月初六，发病节气：大雪后。

主诉：带状疱疹后左下腰腹麻木疼痛8月余。

现病史：缘患者2013年4月25日自觉腰部疼痛，休息后稍缓解，未予治疗，随后几日腰部及左下腹开始散在簇集状丘疱疹，发展迅速。2013年4月30日于第一家医院行抗病毒、营养神经等治疗，期间多次在其他医院门诊治疗（具体治疗不祥），经治疗后带状疱疹逐渐好转消失，但腰部及左下腹麻木疼痛，后于第二家医院神经科治疗，予抗病毒口服液、乐瑞卡、甲钴胺分散片口服治疗，经治疗后疼痛缓解不明显，现为求进一步诊断治疗，于今日来我院门诊诊治，门诊拟"蛇串疮"为诊断收入我科，入院症见左下腰腹部可见散在带状疱疹遗留疹印，呈阵发性疼痛，左侧坐骨结节疼痛，纳可寐差，二便调。

四诊：患者神清，精神可，表情痛苦，双目有神，形体适中，脉弦滑，微数，舌质暗红苔黄白，微厚。

体格检查： 左下腰腹皮肤麻木，触及疼痛，坐骨结节可触及移动包块，约1厘米，压痛（+）。

辅助检查： 于2013年7月31日在广州市国民体质监测中心心电图检查，示窦性心动过缓，心电轴中度左偏，T波异常。肝功能检查，谷丙转氨酶46U/L，谷草转氨酶54U/L。血脂四项检查，总胆固醇7.33mmol/L，高密度脂蛋白胆固醇2.88mmol/L，低密度脂蛋白胆固醇4.79mmol/L。

中医辨证分析： 缘患者老年女性，素体虚脱，易感受毒邪，毒邪外侵，毒气上扰，湿热火毒蕴结于肌肤，引发疱疹，热毒浸入血分，故脉数，热毒浸入血分后，血行不畅，致气滞血瘀，不通则痛，故见左下腰腹部阵发性疼痛，气滞则经络不通。

中医诊断（证型）： 蛇窜疮（湿热毒盛）。

西医诊断： 带状疱疹周围神经病。

治则治法： 清热解毒，凉血活血，通络止痛。

中药方药：

金银花9g	菊花12g	连翘12g	大青叶15g
板蓝根15g	黄芩9g	牡丹皮9g	赤芍9g
钩藤12g	地龙9g	延胡索9g	枳实6g
甘草6g			

14剂，每日1剂，水煎服，早晚口服。

二诊： 药后腰腹部疼痛较前缓解，左侧胸胁部自觉胀满感。守上方加柴胡12g，再服14剂。随访1个月疼痛症状缓解。

按语： 本病以坐下腰腹麻痛起病，伴有阵发性疼痛，寐差，质暗红，苔黄白，微厚，脉弦滑，微数。发病多责之于肝、肾，辨证多从毒邪、体虚着手，运用清热解毒，凉血活血，通络止痛之剂施治。方中用金银花、菊花、连翘、黄芩、大青叶清热解毒，用牡丹皮、赤芍凉血活血；用延胡索、枳实行气活血；用地龙通经活络；钩藤、地龙清热祛风，用甘草调和诸药，效果显著。二诊时虑其腰腹部疼痛较前缓解，但左侧胸胁部自觉胀满感，故守上方加柴胡，以达疏肝解郁之效。

名中医卢桂梅脑病诊治学术思想与临床经验集

五

—8—

卢桂梅教授临证经验总结

卢桂梅教授是国家级名老中医，她从事临床、科研、教学工作已有50余年，在传统医学和现代医学方面都积累了丰富的临床经验。在临床工作中，她内科、外科、妇科、儿科及其他科杂病无不涉猎，尤其擅长治疗脑血管相关的神经内科疾病；在科研工作中，她善于总结，曾带领团队研制出一系列制剂，由于疗效确切，大部分都作为院内制剂一直沿用至今。教学方面更是桃李满天下，华南地区她培养的中医优秀人才现已成为各地区的学术带头人及临床骨干。卢桂梅教授是一位德艺双馨的中医大师，她的学术思想中西合璧，博而不杂，临床遣方用药因势利导，轻灵平和。

卢桂梅教授中医理论基础深厚，治学方面崇尚张仲景"勤求古训，博采众方"的主旨，50余年潜心钻研传统医学经典书籍，推崇仲景学说，精于辨证论治。在临床诊治中，她衷中参西，是国内首批在临床上践行中西医结合指导思想的先行者，她在临床上始终遵循传统医学整体观念与辨证论治的两大基本思想，将中医理论和现代医学技术结合，互为借鉴，取长补短，保证诊断和治疗全过程的合理统一。这丰富了传统医学对疾病诊疗的认识，开拓了临床治疗的思路。

卢桂梅教授在传统医学疾病病因的认识中，独树一帜，她在临证中，经常对各科疾病病因提出不同见解，发皇古义，推陈出新。在中医辨证方面，她更重视脏腑辨证，强调辨证与辨病相结合的重要性；在疾病病因病机的认识上强调两者相辅相成，密不可分；在治法上，她强调汗、和、下、吐、温、清、消、补八法的灵活运用，方从法出，法随证立，有是证用是药，因地制宜；在组方特点上，强调宜清宜疏，轻补慎补的治病大法。特别是在脑血管疾病方面，她首先提出脑病从"肝"论治的治疗原则。此原则下面分述之。

（一）整体观念

中医根植于中国的优秀传统文化之中，在中国儒家文化中，以类合之，天人一也的理念很早就被世人认可，如《灵枢》称："人与天地相参也，与日月相应也。"因而中医文化也自然而然地吸收了天人合一的思想。卢桂梅教授认为中医的整体观念至少包含两个方面：一是天人一体观。包括人与自然环境及社会环境的整体性。人与自然于规律上、形体上及情感上相应，如人体五脏、情感皆可用五行学说来描述，而自然界的万物亦可归于五行学说之中。昼夜时辰的变化，四季气候的更替，地方风土人情、社会文化都可影响人体的健康。如广州地处岭南，气候温和而梅雨季节偏多，湿热易与邪气混杂而侵犯人体，故卢桂梅教授治疗疾病之时多注重清热除湿，如用黄芩、菊花、栀子、钩藤、广藿香等清热祛湿。《黄帝内经》有先安未受邪之地的思想，因此只要是长居广东之人，卢桂梅教授都会加用少量清热除湿之品，而尽量少用干姜、肉桂、附子等大热伤阴之物。再者，广州生活繁忙，工作紧张，饮食营养清淡，因此，当地人多肝郁气滞，卢桂梅教授临床上多注重疏肝理气，常用柴胡、钩藤、郁金等，同时注重轻补慎补，常用麦冬、山药、五指毛桃等轻补，少用人参、鹿茸（已禁用）等大补之品。二是五脏一体观。人体是个有机的统一整体，各个器官之间相互依存、相辅相成，通过津液、气血、经络紧密相连，它们在生理上相互依存，在病理上相互影响。卢桂梅教授治疗疾病时，常细致询问患者睡眠、饮食、二便等了解相关脏腑的功能状态，如有便秘者则加用火麻仁、苦杏仁等通便，气短无力者加用五指毛桃、山药、黄芪等补气，失眠者加用夜交藤、酸枣仁等安眠，通过相关脏腑的表现辨明引起疾病的病因及性质。

（二）病因病机认识

卢桂梅教授在多年的临床诊治疾病过程中，对传统病因病机的认识逐步加深，结合临床，多有阐发，逐渐形成独特的病因病机理论。如在脑血管疾病方面，认为蛛网膜下腔出血以气血亏虚为本，风、痰、热、瘀为标，本虚标实、上盛下虚为本病的辨证要点。在散发性脑炎的中医辨证治疗中，认为该病发病是感受温热病毒，起初热象偏盛，易化火、化燥伤阴。在脑萎缩认识上，认为本病以脏腑虚衰、阴阳失调为主，而脏腑虚衰又以脾肾两虚为主，除正虚外，尚有邪实，故本病在本为气血不足，肾精亏损，在表为痰瘀阻络，补气养血，滋肾益髓，祛瘀通络为本病的治疗大法。在急性脑梗死上，结合诸医家观点，认为在中风病机演变中形成的"内生毒邪"常常直接影响中风的病机变化、预后和转归，由于中风病势暴急，具有血瘀脑络、升降逆乱、腑气不通等病机特点，中风急性期腑气不通具有普遍性，在中风病机变化中亦起到重要作用。中风急性期虽有本虚，但以风阳、痰热、血瘀、腑实等标实为主，其中痰瘀互结、内生毒邪、损伤脑络是其病机的关键。在血管性痴呆上，认为本病主要发生于中风之后，中风既成，脑髓受损，加之风、火、痰、瘀夹杂为患，闭阻脑窍，致元神失养，神机失用而发病。故本病的病位在脑，与心、肝、脾、肾功能失调密切相关。年高肾虚精亏，气血不足是本病最主要的病机。其中，气血不足是形成痰浊瘀血的病因，痰浊瘀血又使脏腑功能紊乱，加速肾虚精亏、气血不足的进程，因此痰浊瘀血既是病理产物，又是主要的致病因素。故本病的病理性质属本虚标实，临床多为虚实夹杂证。

（三）辨证论治

在传统辨证治疗的基础上，结合自身临床应用，有所侧重，强调脏腑辨证在临床诊治过程中的重要性。卢桂梅教授认为，中医临床应用的辨证方法颇多，如八纲辨证、病因辨证、气血津液辨证及六经辨证等，它们各具特色，各有侧重，但无一不与脏腑辨证密切相关。脏腑辨证的内容较为系统完整，病位明确、具体，便于中医辨证思维的应用与拓展，也有利于对其他辨证方法的阐明与发挥。病变脏腑主要部位可以是一个，也可以是两个或多个，临床上要结合各自的生理特点和临床表现进行定位。如在脑血管疾病的诊治中，强调肝在发病过程中的重要性，推崇《黄帝内经》中病机十九条之"诸风掉眩，皆属于肝"之论，认为到肝气郁结、肝火上炎、肝风内动实同出一源，结合肝主疏泄，调节全身气机的生理特点；认为病理情况下，肝失疏泄，全身气机失调，升降出入逆乱，或升发太过，或运行不畅，故立从"肝"论治为基本治疗原则，治以肝为先，以疏肝理气、清肝泻火为法。另外，卢桂梅教授在临床中重视辨证与辨病相结合，认为两者相辅相成，缺一不可。凡治病以辨病为先，于明确疾病的基础上注重辨证，病证结合，四诊合参。强调当代中医应该积极利用现代医学先进的科学技术，提升辨病的准确性，再根据患者的体质、疾病发展的不同阶段而辨证施治。

（四）治法

卢桂梅教授认为，治法是祖国医学理、法、方、药体系的重要组成部分，是在辨清证候，审明病因的基础上所制定的，即所谓的方从法出，法随证立，只有治法与病证相符，所开之方与治法相同，才能使邪去正复，药到病除。《黄帝内经》奠定了中医治法的理论基础，至清代医家程钟龄发展为八法，归纳、概括了历代医家关于治法的论述。卢桂梅教授强调，在临床治疗中，疾病变化万千，八法要灵活运用，所谓"一法之中，八法备焉；八法之中，百法备焉。"始终遵循因时、因地、因人制宜，在脑血管疾病治疗上，结合疾病发生的病因病机，注重清法的临床应用，强调在清肝疏肝的基础上，或祛风、或活血、或补虚等，随证治之。结合广州地处岭南，气候炎热多雨，湿热易夹杂侵犯人体的特点，提出轻补慎补的观点，临床常使用清热祛湿之品，或预防湿邪为患，或祛已成之湿。

陆

名中医卢桂梅脑病诊治学术思想与临床经验集

六

相关论文、论著

凌方明，卢桂梅，陈景亮，等，2003.脑灵颗粒治疗老年期痴呆38例临床观察［J］.中国中医药科技（03）：182–184.

凌方明，陈景亮，卢桂梅，等，2003.养阴熄风通络法治疗中风偏瘫临床观察［J］.中国中医药信息杂志（S1）：31.

戈焰，杨思华，邱健行，等，2003.健胃舒颗粒治疗脾虚肝郁型功能性消化不良的临床疗效及药效学研究［J］.中医药学刊（05）：653–655.

凌方明，卢桂梅，陈景亮，等，2003.脑灵颗粒治疗血管性痴呆作用机理的研究［J］.中医药学刊（07）：1048–1049.

凌方明，卢桂梅，陈景亮，等，2003.脑毒清颗粒治疗急性脑梗死疗效观察［J］.中国中医急症（05）：405–406.

卢桂梅，凌方明，2003.脑灵颗粒治疗血管性痴呆及对SOD、MDA、NO水平的影响［J］.中西医结合心脑血管病杂志（06）：314–316.

凌方明，高敏，卢桂梅，等，2003.清热醒神颗粒治疗脑卒中阳闭证的临床研究［J］.中西医结合心脑血管病杂志（08）：448–449.

卢桂梅，1989.蛛网膜下腔出血的中医辨证治疗［J］.新中医（08）：43–45.

卢桂梅，1994.芍甘五藤汤治疗坐骨神经痛52例［J］.新中医（12）：34–35.

王清海，卢桂梅，李爱华，等，1998.血压健胶囊治疗气虚痰浊型高血压的临床研究［J］.新中医（01）：35–36，63.

王清海，卢桂梅，李爱华，等，1998.血压健胶囊对高血压患者左心重构逆转作用的临床研究［J］.河南中医（02）：35，39.

卢桂梅，1999.祛痰息风法治疗脑性眩晕120例［J］.新中医（05）：30–31.

卢桂梅，1991.散发性脑炎的中医辨证治疗［J］.新中医（12）：45–47.

卢桂梅，1992.急症从痰论治［J］.新中医（08）：28，39–41.

凌方明，陈景亮，卢桂梅，等，2004.益气活血颗粒治疗中风病（气虚血瘀证）90例分析［J］.中医药学刊（03）：409–410.

凌方明，卢桂梅，陈景亮，等，2004.祛瘀化痰通腑法治疗急性脑梗死临床与机理探要［J］.中医药学刊（08）：1401–1404.

凌方明，陈景亮，卢桂梅，等，2004.化痰通络颗粒治疗风痰瘀阻证脑梗死临床研究［J］.中西医结合心脑血管病杂志（08）：452–454.

王清海，卢桂梅，李爱华，1997.中药血压健胶囊治疗高血压病（气虚痰浊型）65例观察［J］.国医论坛（06）：25–26.

王清海，卢桂梅，李爱华，1997.血压健胶囊治疗原发性高血压（气虚痰浊型）105例临床观察［J］.中药新药与临床药理（04）：13–15.

陈景亮，2004.祛痰化瘀通腑法治疗急性脑梗塞疗效观察［A］.中国中西医结合学会神经科专业委员会.第五次全国中西医结合神经科学术会议论文集［C］.中国中西医结合学会神经科专业委员会：3.

范德辉，2014.卢桂梅治疗颈椎病经验［J］.江西中医药，45（11）：14–16.

范德辉，2015.卢桂梅学术思想和经验整理及治疗颈性眩晕的研究［D］.广州中医药大学.

范德辉，2015.卢桂梅自拟"芍甘五藤汤"加减治疗腰椎间盘突出症疗效观察［J］.北京中医药，34（06）：474–476.

范德辉，江烨，苏美意，2017.卢桂梅治疗眩晕学术经验整理与临床疗效研究［J］.深圳中西医结合杂志，27（13）：65–66.